青木省三
◎精神科外来シリーズ◎

僕のこころを病名で呼ばないで

Shozo Aoki
青木省三

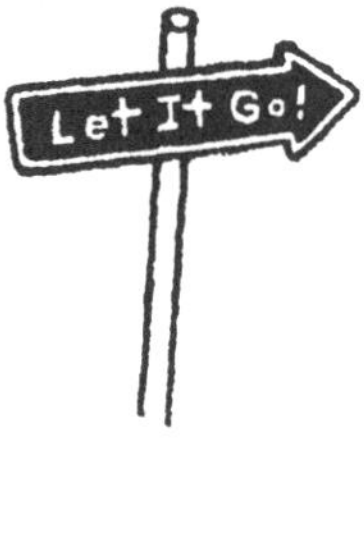

日本評論社

僕のこころを病名で呼ばないで・目次

第4章　この子は病気？

第5章　親という幻想

第6章　居場所探し

第7章　ネット上の居場所

第8章　ミルトン・エリクソンへの旅

第9章　病名で呼ばないで

第10章　支えること

本文イラスト：青木省二

第1章

居眠りの効用

1　居眠りをしない子どもたち

私が二十数年前に同僚と一緒に思春期外来を始めたとき、不思議だなと思ったいくつかのことの一つが居眠りであった。

こころの病が回復するために、こころの健康を維持するために、睡眠は極めて重要なものである。「少しでも気持ちよく生きて健康を維持しようとするには何を注意したらいいか、何が大事か、簡潔に述べよ」と問われたら、私は即座に「気持ちよく眠れることと、おいしく食事を食べられること」と答える。気持ちよく眠れて、おいしくご飯が食べられるときに、突然、こころの病になることはない。それは、晴れた空から突然大雨が降り出すようなものであり、そんなことはまずは起こらない。

なかなか寝付けない、気持ちよく眠れない、食べてもおいしいと感じられない、食欲が落ちるなど、眠ることと食べることの両方とも、あるいはどちらかに何かがあると、それはこころの危険信号、ちょっと気をつけなきゃいけないよというサインであることが多い。また、睡眠、食欲の回復は、こころの病気などがどのくらいよくなったかを判断するとき、注意しなければならない大切なことでもある。

だから、私は睡眠と食事についてできる限りていねいにたずねる。それだけでなく、あるときから、昼寝や居眠り、うたた寝についてたずねるようになった。よくなってくる患者さんのお話を伺うと、昼寝や居眠りが気持ちよくできるようになっている人が多い。この大切さに気づいてからは、思春期外来をおとずれる子どもたちにも、昼寝や居眠りについてたずねるようになった。

外来で出会う子どもたちは、授業中に居眠りしたことがないということが少なくない。学校に行っていない人が多いが、たとえ話で、「お昼ご飯の後の学校の授業で、部屋の中が暖かくて授業に興味が持てなかったりすると、ふっと眠たくなることがあるでしょう？」と訊いても、「そんなことはありません」と言う。私はうとうと居眠りしてしまうことは当然だと思っていたので、とても不思議だった。しかし、多くの子どもたちにたずねても「一回も寝たことがない」と言う子どもがほとんどだったのである。

何故だろうと考えたが、答えは実に簡単だった。人がたくさんいるようなところ、たとえば教室など、人がある一定の空間に何人もいる場所では、周りにいる人、傍にいる人が気になったり、周りの人の存在や視線を意識したり、ときには周りの人が何か自分のことを言っているような気さえして、警戒したり、緊張したりしていると眠気は起きない。そして、居眠りをしたことがないと言う子どもたちの多くが、みんなの中にいると緊張する子どもたちであることもわかった。居眠りというものは、その場にいる友人や学校の教師などの中で安心できて初めてできるものだと思う。眠っているとチョークが飛んでくるようでは、なかなか眠れない。

2　居眠りの大切さ

これはとても大事なことだと思い、学校の先生に呼ばれて話すときに、居眠りについてちょっと注意を呼びさますような話をするようにした。学校の授業で、いつも姿勢を正しくしてきちんと聞いている子どもが、こころのゆとりがあって健康であるかというとそうではないかもしれない。緊張のあまり姿勢を正して、パッチリと目を開けているのかもしれない。

授業中うとうとする子どもは、何となく緊張感がなくてもう少ししゃんとしてほしいと思うかもしれないが、よくよく考えてみると、ときどきうとうとできるというのは精神的には大事なことで、子どものこころの健康にはよいことかもしれない。

先生方の集まりでは、「いつも起きている子どもはもちろんいいのだけれども、だからといって健康であるとは必ずしも言えない。ときにはうとうとと居眠りができるぐらいのほうが健康かもしれない。そういうふうに思いながら子どもを見て、授業をすることも大事ではないか」と、機会がある度に話した。そして「居眠りができるくらいの学級運営をこころがけたらどうか」と提案したのである。しかし、この提案に対する反応は鈍く、多くの先生方は「うーん、そうかな……？」という感じで、なかなか受け入れてもらえなかった。

そこで、私は、こんどは学校の教員になろうと勉強している学生たちに伝えることが大切と思い、当時担当していた教育学部の講義で、「将来、君たちは学校の先生として教壇に立ち、子どもたちに教えるようになるだろう。そのときに気をつけておかないといけないことがある。授業中、バシッと背筋を伸ばして起きている子どもたちは健康かもしれない。けれど、ひょっとしたら緊張しすぎて背筋を伸ばしていると考えてみることも必要と思う。逆に、うとうと寝ている子どもの方が、こころの緊張を緩めることができて健康なのかもしれない。だから、うたた寝ぐらい許せる教師になってほしい」と話した。学生は即座に反応して、「非常によくわかる」と圧倒的な支持を得た。

その効果はてきめんであった。この話をして、三〇分もしないうちに、風に吹かれて稲穂がたれていくように、時にはばたばたとなぎ倒されるように、学生たちが眠りに落ちていく。抜群の効果だった。その時、学校の先生が、何故、素直に私の話に賛成してくれなかったのか、よくわかった。大部分の人が寝ている中で授業するというのは、実に虚しいのである。たぶん、学校の先生は誰も聞いていない中で話をする寂しさや虚しさを想像して、私の話に納得しなかったのだろうと、改めて教えることのしんどさの一端がよくわかった。

しかし、私はそれにも懲りずに一〇年間ぐらいこのことを言い続けたのである。そのうち、授業中の居眠りの仕方にも、その人の生きる姿勢とでもいうものが表れてくるのに気づいた。眠気と戦い崩れそうになる身体を立て直しながらやがては眠りに入っていく人、眠気がくると戦うことなく眠りに入ってしまう人、堂々と眠っている人、遠慮がちに眠っている人……、さまざまである。

3　休み上手になる

もう少し話を広げると、人間が健康であるためには精神の活動にリズムがあることが大切だと思うのである。それは一生懸命に集中し、張り詰めることと、それを緩め、くつろぐことを、波のように繰り返すリズムである。たとえば、学校で授業を受けている時と休み時間にみんなとゆっくりゆったりしている時というリズム、また四〇—五〇分の授業でぐっと集中している時と先生の話を聞きながら家に帰ったら何のテレビを見ようかなと考える時というリズム、あるいは一生懸命仕事をしている時と、今日は暑かったので帰ったら冷たいビールでも飲もうかと思う時というようなリズムである。集中したり、緩んだり、緊張したりというリズムがあるので健康でいられるし、いろいろな状況に耐えられるのだと思う。リズムはしなやかさと粘り強さをつくる。

不登校やひきこもりの一部の青年には、休むことが下手な人たちがいる。とにかくやり始めたらやり続けてしまい、緩急のリズムがない。ずっと集中し続け緊張していて、ある時ポキンと折れるように疲れが出てしまう。

学校にいる時はずっと緊張し集中していて、休む、集中する、休むというリズムができない。そういう意味で、休むことが下手で不登校になる人が多いように思う。私は不登校の方の相談では、「君は学校に行っていないけど、休むのは下手だと思う。学校に行くかどうかは別にして、本当に休み上手になったら、今よりもっといろいろなことがやれるようになるかもしれない。学校に行っていないから休めているとは限らない。君が練習しなければならないのは、上手に休憩をとること、休み上手になること、一生懸命やる時と休む時というリズムを身につけていくこと、強弱をつけてうまく休みをとる練習をしていくことかもしれない」と話す。

たとえば、夏休みの終わる間際、二学期が始まる前にしんどくなりかけるタイプの不登校傾向の子どもたちには、休みの終わる一週間くらい前に、どれだけ宿題が残っているか書き出してもらい、これからやる優先順位を決める。具体的に宿題の内容と教科の先生の名前を一つ一つ紙に書いてもらい、どうしても提出しなければならないものの順番、たとえば、出さなかったらものすごく叱られるとか、やっていかなかったらみんなの前で言われて恥ずかしいとか、やっておかないとたいへんな順番に並べていく。そして上位三位の課題だけやって、残りは残念だけれどしないことにして、努力に強弱をつけようと話す。オリンピック競技のように、金、銀、銅の宿題をしようと、メダルにたとえて話すこともある。

努力配分に強弱をつけられるようになると、四位以下の宿題はやれないけれど「まぁいいか」と思えて、ちょっと置いておけるようになり、肩の荷が下りて楽になる子どももいる。何もかも完全にやらないといけないと思い、ずっとやっていくというのは大きな負担を強いるもので、緩急、強弱のリズムを作るとか、物事の優先順位、大事なものと置いておけるものとの区別と順番を自分でつけられるようになるとずいぶん楽になってくる。

アドバイスをするとき、完全主義で一生懸命にやってしまい休むのが下手なタイプの子どもには、強弱をつけたり、休みを取ったり、あるいは試験の山のかけ方を話す。山をかけるというのは、とても大切な能力である。どこが大事で、どこが大事でないのかがわかったり、試験に出そうなところをつかめるようになって、試験範囲の全部をやろうと思わないことがとても大切なのである。

また、中学校、高校になると試験内容がよくわからないことがあるので、「試験に詳しくて電話で訊ける友だちはいるか」とたずねる。そして「友だちに連絡をとって、試験の山や出そうな問題を教えてもらい、それだけをやろう。山をかける練習をしよう」と話す。この提案を採用してくれる子どももいるし、はずれたら困るからできないという子どももいるけれど、少なくともこの提案にのってくれる子どもは、同級生との接点ができる。

登山電車などで使われるスイッチ・バックという仕組みは、私の子どものころには、夢をかきたてる魅力をもっていた。まっすぐ登ったのでは負荷が大きすぎる時、ゆるやかな勾配をとってジグザグと登っていく。大きな力がなくてもこれなら登れると感じたものである。「スイッチ・バックで行こう」と私はよく子どもたちに話す。

高校では進級、卒業するのに一定の出席日数が必要であるが、三分の一までの欠席なら進級できるという学校が多い。そんな場合、二日登校したら、一日休もう、三日登校したら一日休もうと提案して、「三歩進んで二歩下がるという歌もあるからね」と話す。集中して頑張る時とゆっくり休む時のリズムをつけることができるようになり、うまく波をつくり、大事なものとそうではないものとの区別がつけられるようになると、特に居眠りができない完全主義的傾向の強いタイプは、ずいぶん変わってくる。

大部分の人たちは、そうは言ってもすぐに納得してくれるわけではなくて、自分で全部やらないと気がすまないとか、行くのだったら全部行きますとか、朝の一時間目から最後まで出ないと学校に出た気がしないなどと言う。しかし強弱をつける練習をすることで、少なくとも最優先のことだけはするという「実をとろう」と、私はアドバイスする。何でもきちんとやらなければならないという考えが少しでも和らげばよいと思うのである。

4　昼寝の勧め

精神疾患の方のなかには、休み下手の方が少なくない。あるうつ病の患者さんは三ヶ月ごとにうつ状態になるということであった。どうして三ヶ月ごとか不思議だったのだが、よく訊いてみるとその方はうつ状態の後に元気がでると、それまでできなかった家事や仕事を朝から晩まで毎日一生懸命やり、三ヶ月後にどっと疲れが出てしまうということであった。

それで、「お昼ご飯の後、一時間でよいから休みを取ったらどうか」と提案した。やることがたくさんあるのに時間がもったいないとずいぶん言われたが、とにかくだまされたと思って昼ご飯の後の一時間は目をつむって休んでみてくださいと話をした。すると、ある時「この間、ふっと居眠りができました。人生で初めてだったけれど、居眠りというのは本当に気持ちがいいものですね」と話してくれた。その言葉は今も耳に残っている。その後その方はだんだん居眠りができるようになり、周期的にあったうつ状態が少しずつ軽快し、最後には通院しなくてもよい状態となった。これは非常に印象的なエピソードだった。人は頑張る時と休む時のリズムが崩れると非常にしんどくなる。

ただ若干複雑な思いもある。連続講義のほとんどを、最初から最後まで一番前席でずっと寝ている学生がいた。さすがに私も終わりの頃にはどこか身体の調子でも悪いのではないかと思い、「君は毎回最初から最後まで寝ているようにみえるのだけれど、身体の調子が悪いようなら家でぐっすり寝た方が、疲れがとれるよ、私は出席をとやかく言わないし、よほどのことがないと落ちないから大丈夫、安心して帰りなさい」と話した。すると、「そんなことはありません。僕はときどき起きて聞いていますから大丈夫です。それに先生の話、大事なところは聞いていますよ。三歩進んで二歩下がる、ですよね」と言った。ムムッ……。それ以来、私はこの教訓を生かして、気持ちよさそうに居眠りをしている学生には心配しないとこころに決めた。

時々、教師になった学生に、街で出会うと「先生実行していますよ。居眠り大事ですね」と声をかけてくれる。居眠り以外のことは何も言わないので、その他の講義はどうだったのだろうかと私の気持ちは少し複雑である。それにも関わらず、今でも時々居眠りの話をしているのは、居眠りは、青年に限らず、むしろ大人になればなる程、誰にでもこころの予防医学的効用があるからである。もちろん、知的好奇心をかきたて居眠りなどするひまのないような講義をするにはどうすればよいかという根源的な課題を毎回突きつけられてはいるのだが……。

一九六〇年代末に私が高校生として生きていた時代には、高校の教師と生徒の間には大学紛争（当事者は大学闘争と呼ぶ）の余波で、ある緊迫感があった。私は、比較的、緊張の強い高校生であった。しかし、暖かい昼下がり、大きな楠木の向こうの、地元では「安芸の小富士」と呼ばれている、瀬戸内の小島を眺めていると、眠気がおそってきて逆らえず何回か眠った記憶がある。その眠る前の風景が今も繰り返し思い出され、故郷への懐かしさの一つとなっているのは、何はともあれ、私が教師と友人たちに囲まれて安心していたからだと思う。きっと、口角泡を飛ばしていた先生も、窓際の最前列で眠りに落ちた生徒を見ながら、この生徒にも眠りが必要なのだろうと思ってくれていたのだろう。そうでなければ、あたたかい懐かしい思い出にはならなかったと思う。

付言しておけば、私は典型的な働き下手である。無理に無理を重ねて、最後は急性の上気道炎などで、高熱を出してダウン。身体の症状が、私をかろうじてそれ以上の深みにはまるのを防いでくれていた。しかし、年はとってみるもので、二十代とくらべるといくらか休みをとるのが上手になった。患者さんに休み上手になるようにと繰り返し話しているうちに、いくらか自分も上手になったのではないかと思っている。

第2章

子どもたちは変わったのか

1　キレル子どもたち

最近の子どもの一般的な傾向として、「最近の子どもは弱い、キレル、自己中心的」などと言われることがある。

しかし、言われているように最近の子どもは弱く、我慢することができなくなったのだろうか？理不尽なことに対する我慢というような意味では弱くなったと言えるかもしれないが、それは嫌なことにはノーと言えるようになったと考えることもできるのではないだろうか。

たとえば、キレルという言葉は、急速に抑制が破綻するというように否定的に捉えられやすいが、キレルことができるようになったと考えた方がいい場合や、過度な負荷に対する安全弁（時にはショートに近いのかもしれないが）を作動させていると考えた方がいい場合も少なくないように思う。

徹底した統制のもとではキレルことさえできないことを歴史が教えてくれている。現代の子どもたちに必要なのは、再び、自己抑制を強めることによりキレルことを防ぐのではなく、いかに安全に抑制を解くすべを身につけるか、そのことにより過剰に理不尽な社会を作らせない、ということではないだろうか。

そして、自己中心的というのは、人に合わせて生きるという集団志向型の生き方から脱し、初めて、自分の考えや感覚を大切にできるようになったということであり、本当の意味での自律、自立、個人主義が根付き始めているとも考えられる。

子どもには、時代や文化が変わっても変わらない部分がある。しかし、もう一方で、時代や親のあり方を映し出し、変化しているところもある。変化はあくまでも変化でありニュートラルなものである。その変化を、「今の子どもたちは」とマイナスの方からだけ捉え、欠点をあげつらうような大人の言動に対しては、大きな疑問を感じる。

確かに、子どもは変化している。しかし、変化はあくまでもプラスとマイナスが表裏一体となったものだと思う。そのマイナスを知ることも重要であるが、そのプラスに光を当てることが、新しい時代の新しい大人となる子どものよさを引き出すことになるのではないか。少なくとも、子どもたちのプラスの側面に光を当てるのは私たち大人の仕事である。

2　身体という異物

小学校高学年になると、自分から人に視点を移し、人から見られる自分というものを意識するようになる。それは、自分の行いを点検したり、冷静に自分を見つめたりする契機にもなるし、自分の外見を意識することにもなる。美容やファッションに興味をもちはじめ、格好よくなりたいと思うようになるのである。

私たちはなんとなく、自分と自分の身体は一体であると思っている。しかし、思春期とは、自分と自分の身体が乖離し一体感が失われるときでもある。急速に身体が成長し、第二次性徴などが現れてくることは、身体が自分から離れて異物となり、たとえればむりやり次々と服を着替えさせられるようなものである。自分が好むと好まざるとに関わらず服を着替えさせられることは、苦痛な場合も少なくない。だから、自分の好きな服だけを着続けたいという思いになることもあるのである。

それに加えて、マスメディアを通して、美しさの基本条件としての「やせ」志向が子どもたちに浸透している。「やせ」という服にあこがれて、些細な言葉をきっかけに子どもたちはダイエットをはじめる。

摂食障害の基本にある、自分の頭（理性）で自分の身体を過剰にコントロールしようとする心性を考えていると、自然を自分たちの意のままにしようとした人間の歴史を思い浮かべてしまう。一昔前の「日本列島改造論」的な発想は極端なものであるとしても、科学技術の進歩と社会の発展という名の下に自然をあまりにも自分の思い通りに変えようとしたため、それまで当たり前に存在していた自然環境が地球規模で破壊されつつあるのは周知のとおりである。

今はまだその恐ろしさを実感するに至っていないが、長い歴史の中で多様化した多くの種がバタバタと言っていい程のスピードで絶滅していっていることも、予想することすらできない事態を招くことであろう。人間は自然の一部として自然環境の中で生きているのだが、人間自身が自らの生きる基盤を破壊してきたのである。

摂食障害は、ある意味では、一人の人間のなかにおける、理性による、自然の一部でもある身体環境の破壊と考えてもよいであろう。そういう意味で摂食障害というものは、人類の歴史が個体の中で凝縮して繰り返されているもののように思われてならない。改めて進歩や成長とは何かと考えさせられる。地球環境も身体環境も同じ自然であり、人が意のままにできるものではないのである。

3 刎頸の友

夕暮れの公園で犬を遊ばせていると、風に乗って「お前、刎頸《ふんけい》の友という言葉を知ってるか」と聞こえてきた。驚いた私は少し気がとがめながらも聞き耳をたてた。見ると、少し先の遊具で、小学校高学年の二人の男の子が遊んでいる。一人は遊具の端に座って、その傍らでもう一人が遊具をつかって飛び跳ねていた。

「刎頸の友って知ってるか?」

「何だ、それ?」

「刎頸の友というのは、一緒に首を切られてもよいと覚悟をした友だちのことなんだ」と座っている子どもが言った。

「ふーん」

ともう一人が答え、座っている子どもはもう一度「刎頸の友とは……」と自分と友人に言い聞かせるように繰り返した。「そうか」ともう一人が静かに答えた。

小学校の高学年になると、友人関係が変わってくる。学童期の友人関係が一対一という意味では淡く移ろいやすいものであったのに対し、小学校高学年からの友人関係は、刎頸の友とまではいかなくても、特定の友だちとの親密な関係、すなわち親友や仲間へとその姿を変える。

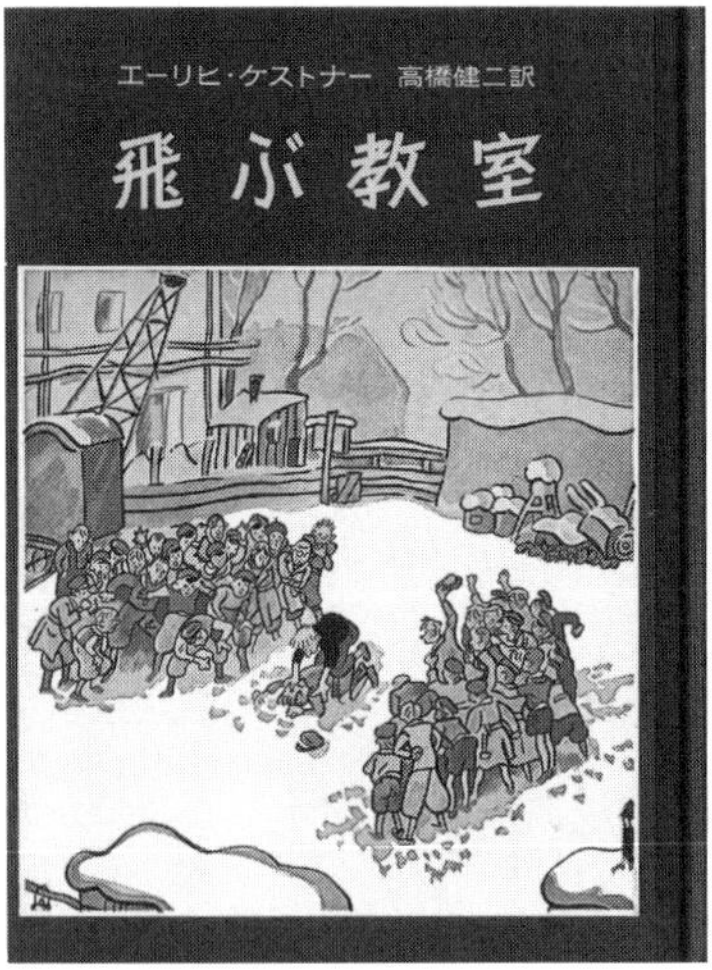

『飛ぶ教室』（岩波書店、1962年）

『飛ぶ教室』はドイツ人の作家、エーリヒ・ケストナーによって記され、一九三三年に出版された。私はこの本を中学校の一年生頃に読んだ。物語の展開にハラハラ、ドキドキしながら一気に読み子ども心に感動した。こんなおもしろい本があるのかと思い、そして「こんな学校があったらなー」と思った。ドイツのギムナジウム（九年制の寄宿学校）での、五人の高校一年生の仲間の、クリスマス間近の話である。

主人公のマルチン・ターラー君をはじめとする個性的な五人と、正義先生と禁煙先生と呼ばれる二人の先生で、物語は展開していく。思春期の子どもたちの純粋な仲間体験が見事に記されており、ハリー・S・サリバンが前思春期の大切な課題として指摘した同性同年輩の子どもたちとの親密な関係というものを実感する。友情、信頼、正義、戦い、不幸、貧乏、勇気、臆病、といった人生の基本的なものが、まさに思春期そのものの透明度の高い眼差しで描かれている。

この本には、「第一のまえがき」と「第二のまえがき」という、二つの長い「まえがき」がある。当時、二つも前書きのある本を読んだことがなかったので不思議に思った記憶がある。今、改めて読み直してみると、子ども時代には読みとりきれていなかったケストナーのメッセージが託されているのがわかる。本書が出版された一九三三年にはヒトラーが政権を握り、自由主義者で平和主義者であったケストナーは公衆の面前で著作を焼かれ、児童書以外の著作を発表することを禁止された。

前書きの中にはいくつかのメッセージがこめられている。その一つとして、「どうしておとなはそんなにじぶんの子どものころをすっかり忘れることができるのでしょう？ そして、子どもは時にはずいぶん悲しく不幸になるものだということが、どうしてわからなくなってしまうのでしょう？」と記し、「みなさんも子どものころをけっして忘れないように！」と付け加えている。更に、「私はただ、つらい時でも、正直でなければならないというのです。骨のずいまで正直で」と記す。ナチス時代に表現を禁止されたケストナーが、その信条を曲げず、正直であることを、自身にも、そして読者にも訴えていたのだと思う。

ケストナーは、子ども時代や思春期時代の正義感や友情などを持ち続けることが大切であること、そして、それを忘れないことが大人の世の中を変えると考えていたのではないかと思う。彼は暗く変容していく時代のなかで、子どもに希望を託そうとしていた。

私は、五人の子どもたちの中では、優等生で正義感の強い主人公のマルチン君にもあこがれるのだが、実は自身の臆病さに悩み苦しむウリー・フォン・ジンメルン君が大好きなのだ。彼が臆病者という自他ともに認めるレッテルをはがすために、体操用のはしごの上から傘を広げて落下傘のように降下する場面は感動的である。子どもも大人も、どこかで勇気を振りしぼって動かないといけないときがある。

友だちとの絆が強まるということは、親と子の絆は少しずつゆるむということでもある。子どもは、しばしば親に対して無口、無愛想になり、親の側からすれば、それまでは自然につかめていた子どもの気持ちや考えが、わからなくなりやすい。家の外であったことを話さないことも多く、親に話さない領域が増えてくる。それは子どもの成長を示しているのだが、親にとってはとても心配なことでもある。

この時期の親の心配はいうならば当然のものである。まだまだ幼いと思っていたわが子のこころがわからなくなることは心配で不安なものである。しかし、ここはあれこれたずねず、いくらか控えめなくらいがよい。見えない部分を知ろうとしない節度も大切である。それは子どもを放っておくということではない。子どもをさりげなく見ておくのである。家にいるときの子どもの表情と雰囲気。ご飯を食べるときの何気ないおしゃべり。子ども部屋からもれ聞こえる音楽。ＴＶやアニメへの反応。そして睡眠と食欲など……。子どもたちは具体的には話さなくても、断片的に困ったことや悩みを話したり、言葉以外で何らかの信号を発したりすることが多いものなのである。それがない間はさりげなく見ているだけで、親は辛抱しておくのがよい。

しかし、暴力や自傷など、子どものためにも、周りの人のためにも、してはならないことを毅然として明確に教えなければならないときがある。それは、その行為が、できる限り小さなうちに、早期に行うのがよい。思春期の子どもに接する大人には、許容と禁止のバランス感覚が重要だ。禁止することが真に有効になるためには、日頃あまり口うるさく言わないことも大切になる。

さりげなく注意はしているのだが、ぼんやりと気づかないでいるくらいのほうが、日常的にはよい。一歩控えている感じである。しかし、これはいけないと感じることには迅速に判断し行動することが求められる。許容と禁止のメリハリが利いていることが、禁止を真に伝わるものとする。日頃は緩く、しかししっかりとした安全の網を張っておくとでも言えばよいだろうか。

思春期にある子どもについて、親や周囲の大人たちが誤解しやすいことがある。それはいくら親離れしているように見えようとも、あるいは親に反発や反抗をしていても、こころのどこかで子どもは親を頼りにしているということである。

それは、夜、寝る頃にひょっこりやって来て話し込んでいく、時にはべたべたと甘えたがるというような行動になって現れたりする。そんな時には、いつでも話しにおいでよという雰囲気を伝えることが大切である。

子どもには子どものプライドがあり、なかなか親に弱音を吐けない。弱音を吐こうとしても、子どもといえどもなかなか素直になれないものである。そんな時、小さなサインを受けとめることが、少しずつではあっても弱音を吐くことができる素地となる。

4　子どもの姿

診察室の中で、子どもが自分や家族についての悩みを話すと、親が「こんなこと、初めて聞きました」と驚いたように言う場合がある。それは、診察室のなかで、治療者という存在が加わることによる関係の変化で、初めて現れてくる子どもの姿なのである。それは関係の中で月の裏側のようになっている子どもの姿で、家族だけと向き合っていたのでは見えなかったものなのである。

同様に、診察室の中で、自分の目の前に現れてくる子どもの姿を、子どもの全体であると、治療者が勘違いをしないことも大切となる。治療者と子どもとの関係においても必ず見える面と影の面があり、目の前の子どもの姿は、あくまでも子どもと自分の関係の中で現れてくる子どもの一面であることに気づいておく必要がある。

そして、家族という場、診察室という場などの、それぞれの場で現れてくるであろう子どもの姿に思いをはせることが大切である。場を更に広げて、異なった時代や文化の中で考えることもできる。「このような子どもが増えてきたのは由々しき問題である」と子どもの欠点に注目するのではなく、「このような子どもとして現れてきやすい時代と文化とは何だろう」と大人が作っている時代や文化に思いをはせることが大切となる。時代が落ち着いた子どもを求める時、活発な子どもは「問題児」として現れてくる可能性があるし、時代が活動的な子どもを求めていれば、落ち着いた子どもは「落伍者」になる可能性がある。たとえば戦国時代であれば、「乱暴な子ども」は「勇敢な武士」となったかもしれないのである。

異なった時代と文化であったなら、と考えてみたとき、プラスやマイナスに見えるものが決して変わらないものではなく、反転さえするものであることがわかる。だからといって問題が解決するわけではないのだが、少なくとも固定した見方からいくらか自由になることができる。そしてそこに子どものマイナスをプラスに転じるヒントがある場合がある。

話をもとに戻そう。さまざまな関係や場の中で現れてくる子どもの姿は、それぞれいずれも真実であるのだが、あくまでも一面であり、全体ではないということに留意しておきたい。目の前に現れてこない子どもの姿を視野にいれたり、想像したりしながら、子どもの全体というものをいくらかでもとらえようとする努力を失わないようにしたい。たとえば、どこでも「問題児」、どこでも「落ち着いた子」、どこでも「乱暴な子ども」など、本当にいるのだろうか。

診察室と待合室との間でさえ、子どもはその姿を変える。診察室で、怒りを全身から発しながら何もしゃべらなかった中学生が、待合室で小学生に笑顔を交えて話しかけていたのに驚いたことを思い出す。診察室と待合室の顔だけでも違う。私が心配なのは、診察室で明るい表情で話す子どもが、待合室でぐったりとしていたり、思いがけない暗い表情をしていたり、というようなギャップである。

一人の子どもをどのように理解するかを巡っての、大人たちの間に生じる考えや意見の相違は、いずれが正しいかということが問題なのではなく、それぞれの前で見せる異なった姿を話し合い、いくらかでも子どもの全体像を描こうとする方向に向かうことによって、初めて意義深いものとなるのではないだろうか。逆に、治療や援助とは、それまでと異なった人との関係や異なった場の中で、子ど

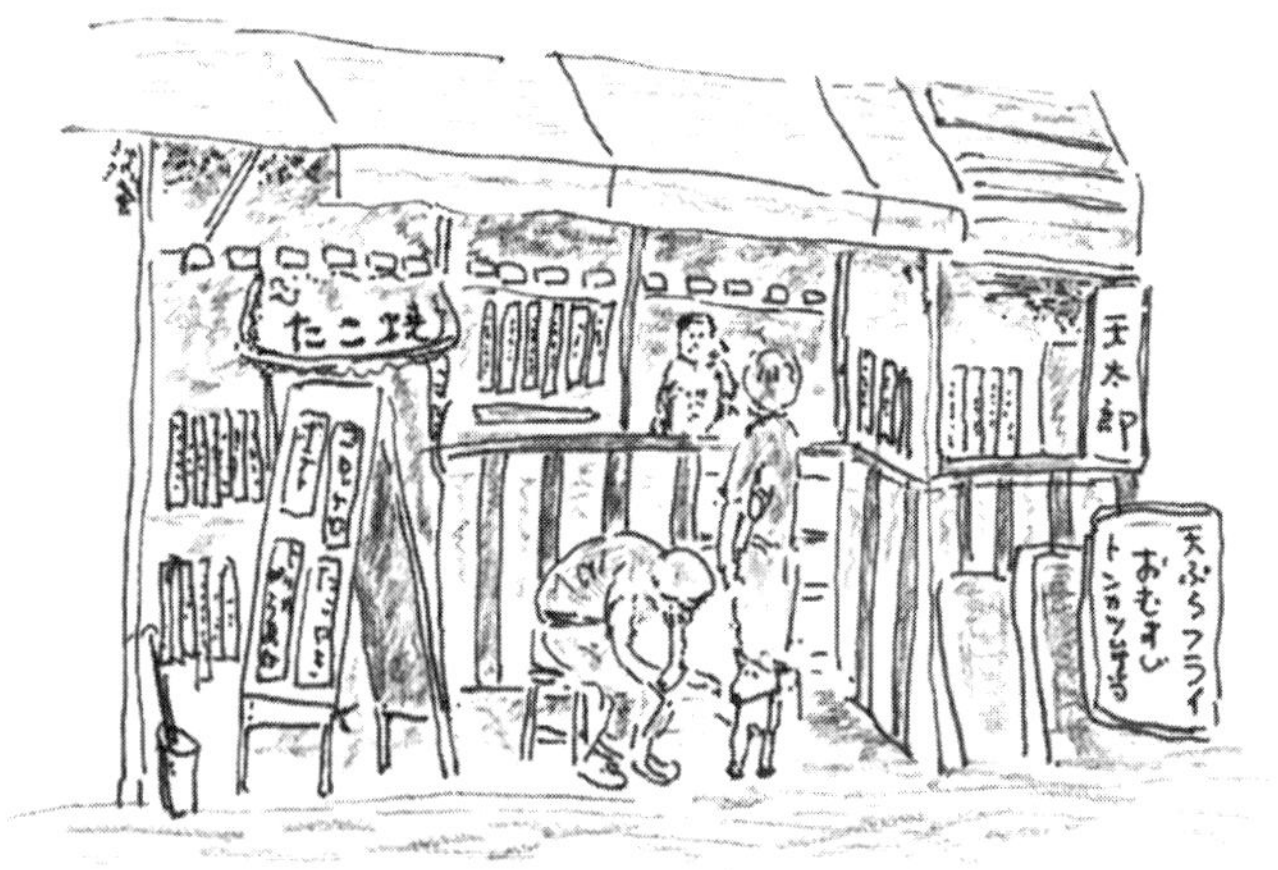

たこ焼き屋にて中学生とポリー

もが異なった姿を現してくることを助ける仕事であると考えたらどうだろうか。

わが家の四歳の柴犬のポリー（日本犬に外国の名が極めて矛盾しているのだが、世の中には成り行きというものがある）には、少なくとも二つ以上の人格、いや「犬格」というのだろうか、がある。大部分を家の中で過ごしているのだが、そのときはのんびりした顔をしている。家の中にいることが多いので、家族が外から帰ってくると、喜んで飛びつきそしてやがて自分の尻尾を追いかけるようにくるくる回り始める。何かあると「くーん、くーん」と甘えるような声を出して要求するし、下宿している子どもが帰ってくると、大喜びしてどう表現していいかわからないとでも言いたげな切ない声をあげるが、しばらくして人間の会話が弾み始めると輪に入れずすねて、時には部屋の隅にこもるという子どものポリー。

しかし、散歩に出てリードを離して、ボールを投げてやると喜んで追いかけて行き、口にボールをくわえて帰ってはくるが、もうつかまらないぞ、という感じで、目をキランと輝かせ、私たちの手の届かないところに座る。このときの表情は生き生きとしており、くんくんと風に混じる微かなにおいをかいでいる。敵と仲間を識別し、危険を避け、時には攻撃し時には守るという本能が働いている、野生の、大人のポリーとなる。

公園では（犬が入れない公園が増え、犬さえも居場所がなくなっているのであるが）、体力が近い気の合う友だちの犬と思い切り走りながら、からみつくように噛み合いじゃれ合う。それは本気だが、決して相手を怪我させない。あくまでも遊びだが、真剣なのだ。それも相性とでもいうものがあって、好きな犬とそうでない犬がいる。ギャングエイジのポリーとでもいうのだろうか。

しかし、自分より小さな犬がやってくると、楽しく遊ぶのだが、明らかに手加減をしているのがわかる。相手に合わせて遊んでやっているという雰囲気なのだ。自分が先に走り、小さな犬が後から追いかけてくるのを待つ。お姉ちゃんのポリーになるのである。

さまざまなポリーがいる。家の中や外でリードにつながれているときは、子どものポリー。外に出て自由になったときには、野生のポリーとなる。野生のポリーにもさまざまなポリーがいる。いずれもポリーで、優劣はない。

人間をつないでいる文化や倫理というリードも、時に、はずれることがある。それは、二重人格や多重人格と呼ばれる形になることがあるかもしれないが、昔からの知恵としての、羽目をはずす、無礼講、お祭り騒ぎ、などというものは、安全なリードのはずし方なのではないかと思う。今ではカラオケやサッカーのサポーターなどが安全なリードのはずし方なのかもしれない。リードがはずれることは、大人社会からみたら「害」や「困ったもの」という側面はあるが、もう一方で、大人社会に対する批判として表れ、現実に大人社会を変える力になっていたという側面もあったように思う。

江戸時代から認められた若衆宿、若者組などの記録には、青年の大人に対する反抗や反発を大人が建設的に受けとめ、村落の規範を変えた記録が見られる。リードをはずすことは建設的なものを生む可能性を秘めているのだと思う。

5　ふつうの大人と出会う

学童期の子どもも、いろいろと考えている。日々の生活の中で、喜びや楽しみ、悩みや苦しみを抱きながら生きている。はっきりとした言葉では語られないにしても、子どもなりの考えや意見を持っている。同時に、将来、何になろうかと、何でも選ぶことができるかのような漠然とした気持ちも抱きながら生きている。

しかし、小学校の高学年になると、子どもたちの中の自分というものや自分の将来などがくっきりとその輪郭を現してくる。現実の自分を検討する力が発達し、自分のできないことが見えてくる。それだけではなく、ピアジェのいう抽象的思考力の発達は、それまでの少ない人生経験を素材に、自分の将来を予測することを可能にする。

それが、時に、子ども自身や子どもの将来に対する否定的な考え方を形作る場合がある。「人生は嫌なことばかりで、よいことはない」「自分はつまらない人間であり、幸せにはなれないし生きる価値もない」などと考え、ひきこもったり、逆に自暴自棄的な行動をとったりする子どももでてくる。自分のとった行動によって、ますます否定的になるという悪循環さえ生じることがある。

思春期には、それぞれの人にはそれぞれの生き方があり、それぞれに生きる楽しみや喜びがあるという、人には多様な生き方があるという考えを子どもが持つことができるような工夫が必要かもしれない。小学校の高学年までに学ぶ人の生き方とは、勉強、スポーツ、音楽、お笑いというようないくつかの分野に限られている。そして、それらの分野での成功、不成功が人生を決めるものと考えやすいのである。しかし、世の中には、それ以外にも、というよりそれ以外に幅広い分野があり、生き方がある。

そういう意味で大事になってくるのは、さまざまな分野でふつうに元気に生きているよき大人に出会う経験ではないかと思う。何か特別な分野で成功している人よりも、さまざまな苦労をかかえながらも、その人なりに人生をきちんと生きているというようなモデルが大切になる。子どもは時代の鏡といわれる。確かに子どもの人生に対する悲観的な見方、考え方は、どこかで大人の人生に対する見方、考え方を映し出しているところがある。そのような子どもの否定的な考えを変える契機の一つは、平凡な人生をいきいきと生きている大人に出会うことではないだろうか。

第3章

思春期という危機

1　僕は人格障害？

人格障害について、簡略にその概念を説明することは難しいが、たとえば米国精神医学会は「著しく偏った、内的体験および行動の持続的様式」を示すものを人格障害としている。すなわち、社会生活や家庭生活に支障をきたす行動パターンによって、自身が悩んだり、周囲の人を悩ませたりするものということができるだろうか。ここで少し人格障害について考えてみたい。

忘れられない一瞬というものがある。ある青年が、診察の最後に私にたずねた言葉。「先生、僕は人格障害じゃないですよね……？」思わず、私は聞き返した。「人格障害？」「そうです。人格障害だったら、人格が病気になっている訳だから、治りませんよね。統合失調症だったら治ると思うのですが、人格障害だったらもうダメだなと思うのです」

確かに統合失調症は、精神医療の進歩によって、治る可能性が高くなっている病気であるが、一〇〇％治るというものではなく、少なくなってきているとはいっても長期間の治療を要する人もいる。その症状の中核にあると思われる恐怖は、言葉で表現できない圧倒的な恐怖とでもいうべきものであり、人間の体験する恐怖の中で最大のものではないかと私は思う。そのような恐怖に向き合っている患者さんに出会うとき、ある畏敬の念とでもいうものを感じるし、統合失調症はこころの苦痛という点において、精神疾患のなかでももっともしんどい病気の一つではないかと感じている。だから、統合失調症だったら安心、人格障害だったらダメと思っていると聞いた時、正直なところ驚いた。

青年の持つ情報には、いくらかの偏りと誤りがあると感じることが多いが、改めて考えてみると、「人格障害は恐い」と言った青年の気持ちも、わかるような気がした。「人格」というものは「性格」に近いが、性格よりももっと人間性や品性というようなものも含んだ幅広い「その人そのもの」を表しているようなイメージがある。また、「人」の「格」という漢字は、その人の人間性や品性を格付けしているような雰囲気も漂わせている。このような人格が障害されるということは、「その人そのもの」が障害された病気と感じ、そのような病気が治るはずはないと青年は思ったのである。

その人の中の一部に現れた症状や病気は治るが、「その人そのもの」が病気になっているのでは治らない。同時に、人としての格が下がり、まるで人間として失格の烙印をおされるような病気と感じた。だから、青年は人格障害と呼ばれることをこころの底から恐がっていたのだ。

人はそもそも一人ひとり異なる。短気な人もいれば、気の長い人もいる。穏やかな人もいれば、荒々しい人もいる。それを私たちは個性と呼んでいた。それは、良し悪しという価値基準で捉えられるものではなく、個々人の特徴、特性というものだと考えていた。この個性と人格障害はどのように違うのだろうか？　少なくとも明瞭な基準があるわけではない。強いて言えば、本人が自身の行動によって悩んでいるか、周囲の人がその人の行動によって悩んでいるかどうか……、どうもそれが個性と人格障害の一つの分かれ目になるようなのである。しかし、特に周囲の人が悩むかどうかということには、周囲の人の困ったことへの許容量や耐性が大きく関係してくるし、また逆に周囲の人の困ったことへの見方、捉え方も関係するであろう。人格障害というものの診断の大きな根拠が周囲の人が困るかどうかという点にあるとしたら、拡大して見ると時代と文化、絞って見るとその人の周りの環境が、個性か人格障害かを決めていくのではないだろうか。

私は人格障害などない、というつもりはない。ただ、人格障害を声高に言う時代は、変わった人や人からの迷惑への許容量が小さい、いろいろな人を社会の中に抱えておくことのできない懐の狭い時代であるという一面を表しているとは言えるように思う。少なくとも、人格障害が強調される時代とは、多様な生き方が認められにくい時代ではないかと思う。

個性が人格障害と呼ばれるとき、少なくとも大きな変化が起こる。人格障害と呼ばれると、それは精神医療の対象となるのである。本人が望むと望まざるとに関わらず、若者が精神科を受診し、精神療法や薬物療法などの治療を受ける対象となる可能性がある。しかし、これは本当によい方向への変化なのだろうか。一時期荒れていたが、いろいろな人や出来事にもまれ、角がとれて丸くなるというような、成長や成熟による穏やかな変化の可能性を閉ざしてしまうように思う。それだけでなく、若者が自身を病人と捉え、周囲の大人も若者を病人と捉えていくことによって、若者が病人というアイデンティティを獲得していき、自らが脱皮し成熟しにくくなるのではないか、と私は危惧している。

私は、人格障害という診断はできる限り使わないようにしている。その理由の一つは、身体医療で「体質」を治療の対象にしないことにも似ているかもしれない。たとえば虚弱体質を病院で治療すると聞いたら、何か変だなと誰でも感じるであろう。虚弱体質がもとで身体の病気が起こっている場合は別にして、虚弱体質そのものにはより健康増進的なもの、スポーツや伝統的な鍛錬法などが役立つことに似ているかもしれない。

もう一つは、人格障害という言葉が青年にどのように体験されどのように受け入れられていくか一抹の不安を感じるからである。基本的に病気は自分に対して異物であるからこそ、それと戦うなり、受け入れるなりすることができる。その人すべてを巻き込むといわれている統合失調症でさえも、一時期を除けば、やはり恐い体験、恐い出来事という異物として体験される。しかし、人格障害の場合は自分そのものの障害であり、異物としてみることが難しく、手の打ちようがないと感じたり、逆に免罪符のように思われかねないと心配するのである。

いずれにしても個性か人格障害かと迷うような青年が変わる契機は、「このままの自分ではいけない。自分を何とかしなければいけない」と自らが感じる時であることが多いように思う。それは、青年が現実の自分と自分の人生を、本来の自分と自分の人生に対する異物と感じ、苦しむ時で、そこにこそ援助の契機があるように思う。大切なことは、潜在しているか顕在しているかに関わらず、当人が自分自身のあり方や振る舞いによって、周りの人が困っているということに気づき、結果として自分について悩むという機会をのがさず働きかけることであり、機が熟するまで辛抱するという周りの理解を深めることではないだろうか。

なお、最近、人格障害（Personality Disorder）を原語に準じてパーソナリティ障害と言い換えようという動きがある。パーソナリティは、人格と比べてよりその人全体という雰囲気がなく、人格よりも変わるという可能性を感じさせる。しかし、逆に変わりやすいイメージがあるだけに、パーソナリティ障害の方がより治療の対象となるのではないかとも危惧している。

それより、さまざまな個性を持った人が、社会のなかのさまざまな機会や体験を通して、いくらか穏やかな丸みを持ったものになるという、普通に生きていく中で、自分自身で悩み変わっていくということをできるだけ大切にすることが求められているのではないかと考えている。

2　思春期という危機

一九四九年、クレッチマーは「思春期危機」を、身体的成熟と精神的成熟のズレから生じるものと考え、思春期危機とは「けっして疾病でも神経症でもなく、むしろ限局された体質的な時間経過である」とした。また、一九五九年、エリク・エリクソンは青年期の自我同一性の獲得が困難という意味での同一性の危機（自分らしさを造りだせない危機とでもいうのだろうか）が生ずることについて述べた。この二つの危機概念が混じったようなイメージでわが国の思春期危機という用語は用いられていたように思う。

すなわち、思春期危機という用語には、「思春期とは誰にとっても大なり小なり危機的である」というような健康な青年との連続性のイメージ、「思春期に悩むことは精神的な成長に不可欠である」というような肯定的位置づけ、そして「嵐のように過ぎゆくもの」というような一過性というイメージが、内包されていた。そこには、苦悩する青年に対する共感といくらか楽天的な予測が臨床家にあったように思う。そう、「みんな悩んで大きくなった」という共通の感覚である。

しかし、一九八〇年に改訂された米国精神医学会による精神障害の分類・第三版（ＤＳＭ－Ⅲ、現在はＤＳＭ－Ⅳ）はわが国の臨床にも強い影響を与え、その結果、「思春期危機」という診断は決定的に使われなくなってしまったという印象がある。従来、「思春期危機」と言われていたものは、適応障害や人格障害などに分類されるようになった。

果たしてそれでよかったのだろうか。確かに「思春期危機」は診断名というには曖昧な概念である。しかし、「思春期危機」という用語の代わりに用いられるようになった適応障害という用語にはどこか社会適応に失敗した適応力の低い青年というイメージが、人格障害という用語にも前述したように否定的なイメージがある。また、障害という用語は一過性ではなく持続的なものを感じさせてしまう。言葉のもつ魔力というのだろうか。このような診断が知らないうちに、青年に出会う大人の姿勢にいくらかの変化を生じさせているようにも思う。

「思春期危機」という曖昧な概念には、前述したように健康な青年との連続性、肯定的な雰囲気、そして一過性というイメージなどがあった。それを診断的に用いることで、青年の中に潜んでいる微かな成長の力をいかに見出し、それを治療や援助の中で生かしていくかという、よりよい経過をできる限り引き出していこうとする方向性のようなものがあったように思う。それは、クレッチマーやエリクソンの概念にわが国の臨床家が程よい味付けをして、自らの言葉として作り出したものだったのではないだろうか。むしろ、しんどいけれど病気ではないと診断し、大人になるのを援助しようとした概念であったとさえ言っていいのではないだろうか。

危機とは言っても、明瞭な生存の危機のようなものではなく、人生の不確かさの中で生きる意味を探すという哲学的とも言えるものであった。思春期危機という概念に内包されていたものを改めて大切にしたいと思うのである。

3　愛情の限界——境界性人格障害

あるエピソードを紹介したい。

一人の青年がある夜に「自分でどうしたらよいかわからない。自分が何かしてしまいそうで恐い」と相談にやってきた。数日間、夜、眠っていないとのことで、その顔は憔悴しきっていた。数ヶ月ほど前にある女性と出会った。その数日後にその女性が継父より学童期から思春期にかけて性的な虐待を受けていたことを告白し、「私は汚れた存在であり、自分は生きている意味がない。いつも死んでしまいたいと考えている。何度も人に裏切られてきたし、もう誰も人を信じられない」と述べた。

彼女の生活史を聞いているうちに、その青年は彼女の辛かったであろう人生に同情し、自分の愛情で彼女のこころの傷が少しでも癒えるのではないか、そのように頑張ってみようと思い、彼女にその思いを打ち明けた。彼女は「そのようなことはできっこない」と当初は受け入れなかったが、やがて「もう一度やり直してみようと思う」と言い始め、二人の関係はよい方向に向かって行くかのように見えた。

やがて彼女は「あなたと一緒にいるとき初めてこころのやすらぎを感じる。あなたに出会えて本当に幸せだった」と言い、同時に「一人でいる時間が不安で恐い、あなたが帰ってくるまでの時間が不安だ」と言い始めた。青年は、自分に対する信頼が生まれてきたので一人になるのが不安になるのだろうと考え、用事を済ませるとすぐに彼女のもとに帰るようになった。

しかし、彼女は青年がいくら早く帰っても不安だと言い、やがて青年が少しでも外出しようとすると「不安で不安でたまらない、こんな私を置いていかないで欲しい」と言い、青年がどうしても出かけなければならない用事で外出すると、「あなたはひどい人間だ。こんな私を置いていくなんて、あなたには私の辛さはわからない。あなたはいつか私を捨てていくんでしょう」などと言い始めた。また、彼女の話に、他の用事をしながらうわの空で答えたりすると、「あなたは私のことをこころから心配してくれていない、私は初めて人というものを信じ始めたのに、そんな私にこんなに辛い思いをさせるあなたはひどい人だ。もう死んでしまいたい」などと述べるのだった。

青年は「自分の彼女に対する愛情が充分でないから彼女が不安で辛い思いをするのだろう」と考え、友だち付き合いもやめ彼女の側に付き添った。そうすると今度は逆に「私はこんなにも一生懸命に私のためにつくしてくれるあなたをひどい人だと責めてしまった。私はなんてひどい人間だろう。私を許してほしい」と謝るのであった。

しかしその後も、青年が一生懸命に愛情を注いだつもりでも、彼女はそれ以上の愛情を求めて青年を責め、その後に、自分を責めるということを繰り返し、青年はしだいに疲れていった。そして気持ちのゆとりを失い、「僕がこんなに君のことを思って一生懸命やっているのに、君は僕の気持ちがわからないのか」と彼女を責めることもあった。そのような時は、激しい言い争いになり、彼女が家から飛び出ようとしたりカッターナイフで自身を傷つけようとしたりして、最後には、青年の方が折れるのであった。

そのような繰り返しの度に、青年は何度も、彼女と別れようと思ったが、しかし、自分が今、彼女

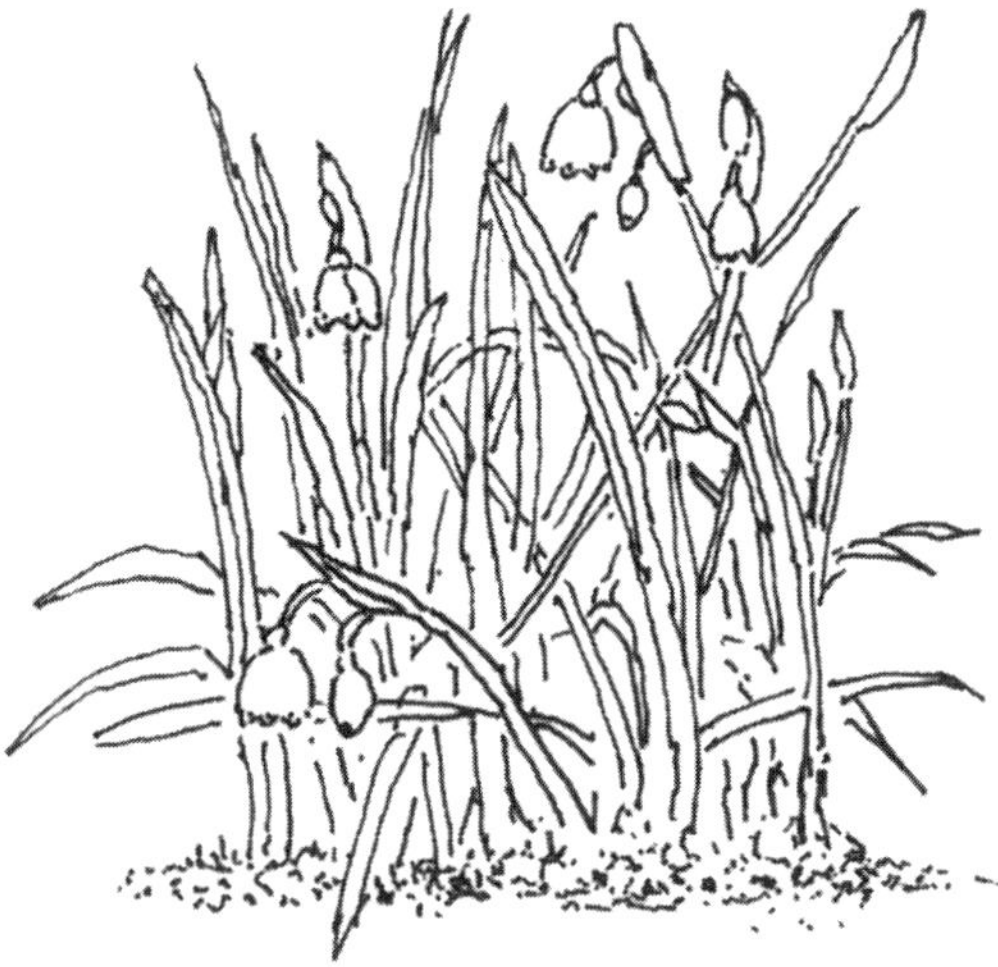

スノードロップの花と芽

のもとを去ると彼女は絶望のあまり死んでしまうのではないかという不安にかられ、身動きがとれなくなってしまうのであった。そして、彼女を救えない自分の至らなさを思い、思い詰めて青年自身が死んでしまおうと思ったが、その前にふと一度相談しようと思い、私のところを訪れたのであった。

彼女には、バリントが基底欠損と述べたように、いくら愛情を注いでも満たされないどこか底が抜けているようなところがある。しかし、満たされることへの渇望は強く、それが結局は、青年の愛情と気力を枯渇させてしまうまでに至る。

青年は彼女の生活史や現実生活を聞いているうちに、しだいに自分の力でしか彼女のこころの傷は癒せないのではないかという思いを抱くようになる。しかし、自分が一生懸命に彼女に関わっても、満たされるのは一瞬であり、すぐに元の淋しい、辛い彼女に戻るのを彼自身も辛く感じる。それが、ますます彼女に対して深い愛情を注がなければならないという方向に向かわせるのである。

一方で、青年は当初より、嵐の予兆のようなものをすでに感じており、少しずつ気持ちが揺らぎ始めている。彼女を重荷と感じ「彼女を捨てて逃げ出したい」という気持ちが比較的早くから芽生えるが、「自分の愛情で何とか救いたい」という思いの方が意識の上では勝っている。しかし、彼女は、青年の「彼女を捨てて逃げ出したい」という思いをどこかで察知し、それをまさに的確に指摘する。それが、青年が自身の「逃げ出したい」という思いを率直に認識するのを一層、困難にしてしまうのである。

この経過を、少し視点を変えて見ると、青年には「できないことはできない」というごく平凡な言葉が、彼女への心配のために言えなくなっているということでもある。それは、最初は彼女のために少しくらい無理をしてもいいのではないか、という気持ちからはじまるが、やがて彼女の言動がエスカレートするとともに、「彼女の意に添わないことを言うと彼女が何かしてしまうのではないか」という不安のために身動きがとれなくなってしまうのである。そういう意味では、自分のできることとできないことを、できる限り早い時点で、はっきりと告げることが大切となる。

その時は、自分が言ったことに反応して起こるかもしれない出来事に対して、腹をくくって引き受けるという覚悟が必要になるであろう。それは、とても不安なものである。その際には、この一連の出来事を誰か信頼できる人に聞いてもらい、その人に遠くから見てもらっているような気持ちでいるといくらか耐えやすいものとなるのではないだろうか。

人生という視点からみたとき、青年の彼女を救いたいという思いと、こころから信頼できる人を求める彼女の思いは、それ自体は双方のこころに自然に湧き起こってきたものである。青年の思いの中に甘さがあるという人もいるかもしれないが、このような甘さがなくなることが世の中にとってよいことであろうか。距離がとれた人間関係のみで成立した世界を想像すると何かそら恐ろしい気持ちがする。たとえば、恋愛という人生の一つの華でさえも、距離感を失い、一体感の世界に入っていくことなしには成立しえないものである。

彼女の側の助けてもらいたい、誰か自分を支えてくれる人・信頼できる人が欲しい、という思いも、これも彼女の人生からみれば自然で切実な思いである。しかし、彼女の愛情への渇望は、決して容易に満たされることのないものであり、彼女の渇望は結局、青年が「ひどい振る舞い」をせざるを得ないぎりぎりのところまで追いつめてしまう。もし、彼女に活路があるとすれば、さまざまな繰り返しを経る中で、「絶対的に限りなく注がれる愛情」などというものは幻想であると諦め、注がれる愛情をそのままで受け取り、大切にできるようになることではないだろうか。

このようなことは現実の男女関係ではしばしば起こる。男女関係だけでなく、親と子（家庭内暴力などの例を思い起こしていただきたい）、教師と生徒、職員と入所者、治療者と患者など、さまざまな関係において、起こることである。これらすべてに共通することは、時間が経てば経つほど二者関係の中に埋没し、周囲が見えなくなることである。

そういう時には、両者に対して第三者的な立場の人が何らかの援助を行うことが大切なように私は考えている。繰り返しになるが、これはどちらがよい・悪いというものではない。青年にも彼女にもそれぞれの思いと事情があったのであり、支えが必要なのは両者なのである。周囲の人間は、カプセルのようになった二者関係に風通しをよくし、それぞれに新たな関係の網をはることが最大の援助になるのではないだろうか。それはまた、場の緊張を少しでも緩めることでもある。実際、この青年は私にこの一連の話をし終えたとき、すでに気持ちのゆとりをいくらか取り戻していたのであった。

こうした対人関係、自己像、感情の不安定および衝動性の顕著な人たちの一群は、「境界性人格障害」と診断されることがある。他人や自分の評価が些細なことを契機に、「よい人（よい自分）」から「悪い人（悪い自分）」に、そしてまた「悪い人（悪い自分）」から「よい人（よい自分）」へと手のひらを返すように揺れ動き、安定した関係や感情が持てないと言われる。人格障害という診断は一般的には成人期になされるもので、まだ発達途上である思春期に診断することには慎重さを求められているが、対人関係が不安定で家庭内暴力や自傷を繰り返すような場合には、境界性人格障害と診断される場合が多いのである。

ただ、私は、境界性人格障害という診断はできる限り慎重にするようにしている。その理由として、第一に、境界性人格障害的な側面は大なり小なり人間の中にあるのではないかという素朴な思いがあるからである。「健康」（何をもって健康というかは、これもまた極めて曖昧であるが）と境界性人格障害との間は連続したもののように思え、事実、自分自身の中にも、また誰の中にも境界性人格障害的な心理を自覚することがないとはいえない。境界性人格障害の臨床的顕在化は、人が心理的危機におちいった際に起こす普通の反応の一つであって、程度の差の問題のように思える。

第二に、境界性人格障害と診断し、患者に特徴的な他人や自分自身との関係のあり方に注目すると、その特徴がますますくっきりしてくるという問題がある。症状をていねいにたずねることが患者の安心感を育むという場合もあるが、たずねることがより症状を明確にし、時には増悪させる場合もある。境界性人格障害は後者である場合が多いように思う。

第三に、境界性人格障害という言葉は、治療者や援助者の治療や援助意欲を必要以上にかき立てたり、逆に厄介で面倒な患者は避けたいとかの感情的な反応を生みやすい。そのような感情的反応が、境界性人格障害をますます境界性人格障害らしくすることが少なくないように思う。

以上が、境界性人格障害という診断をできる限り慎重にしている私の理由である。その上、境界性人格障害の予後は、精神科医療などの治療や援助での関係よりも現実の人生での予想を超えた出会いとでもいうべきものに左右されることが多く、境界性人格障害の改善における精神科医療の果たしている役割は予想以上に小さいのではないかという実感もあるのである。

また、青年を不安定にさせ境界性人格障害的な特徴を表出させやすくしているものとして、自分の将来が見えない、ということがあるのではないかと考えている。生まれてきた時から、自ずと大人になってやることが決まっていた時代、親の仕事を継ぐのが当たり前であった時代では、青年はそれほど不安定にはならなかったと思う。自分の将来を自分で選択する可能性がでてきて、将来の選択肢が増え、更にたとえ選ばなくても当面の生活には困らない時代へと移り行く中で、青年は選択の自由を手に入れるとともに、選択することの責任の重みに耐えなければならなくなってきている。

人は誰でも、過去と未来に引っ張られて、現在という一瞬一瞬を生きている。過去という基盤がもろくなり、未来が具体性に欠け淡いものになったとき、安定した自分、安定した対人関係をもてなくなるのは当然のことのように思う。その時代背景を見ることなく、その不安定さが目立つ一群の青年たちに境界性人格障害という診断をくだすのはいかがなものかと思うのである。

付言すると、前述した相談にやってきた青年も疲れ果てていたのではあるが、その行為が決して無意味であったとは思わない。彼女には辛い別れと体験されたかもしれないが、青年との出会いは彼女のこころの底の抜けた部分をいくらか小さくした可能性があったのではないかと思う。

第4章

この子は病気？

1　叱られることとほめられること──注意欠陥／多動性障害

ある日の外来でのことであった。小学校低学年のA君が、もじもじしながら、恥ずかしそうに、私の前に握りこぶしを差し出し、ぱっと開いた。何が出てくるのだろうと思っていたら、驚いたことに五〇〇円玉、一〇〇円玉、五〇円玉、一〇円玉が、まさに手のひらの上にあふれ出さんばかりに乗っていた。

「わー、すごいね。どうしたの？」とたずねると、えへへ、とA君はバツの悪さと誇らしさの混じった笑顔で応えた。横からお母さんが、「この子は病院に来ると一階から上の階まで自動販売機を見にいくんです。止めるのですが、それがどうもこの子が病院に来る楽しみみたいで……」と当惑し困ったように述べた。確かに、自動販売機の取り忘れたお釣りをチェックし自分の小遣いにすることは、落とし物を見つけたときのマナーとしてよくないとは思う。お母さんもそのことを気にしてA君に注意していた。

しかし、その時の私の率直な感想を言えば、事の良し悪しは充分にわかった上で、A君が病院の中の自動販売機をくまなくチェックし、千数百円のお金を獲得するという力に本当に感心した。それだけのお金を獲得するには、行動力と注意力と瞬発力がいる。A君の中にその力があるということが、とてもうれしかった。

そのとき、注意欠陥／多動性障害と呼ばれる子どもたちがいくらかわかったような気がした。確かに障害と呼ぶような面もあるかもしれない。しかし、同時にプラスの能力や可能性と表裏一体となった状態であると感じたのである。それが、私の疑問の出発点であった。なお、A君と家族の名誉のために付言しておくと、家族のよき指導とA君の自制力によって、この現象は短期間で消えていった。

注意欠陥／多動性障害（ADHD：Attention-Deficit ／ Hyperactivity Disorder）という医学用語は、今や多くの親と教師の知る日常用語になりつつある。注意欠陥／多動性障害には、注意が持続できない、非常に多動で落ち着きがない、衝動性が高いという特徴がある。早ければ二、三歳頃から認められることがあるが、幼稚園・保育所から小学校低学年頃に目立ってくる。学齢児の約三―五％に認められ、男女比では男児に圧倒的に多いと教科書には書かれている。脳の微細な構造的、機能的、発達的異常などの身体的要因と環境的な心理社会的要因が関与している可能性があるが、現時点で明らかな病因は不明である。状態を一言で表現するなら、幼児期、学童期に起こる多くは一過性のブレーキ不全ということができるだろうか。

子どもたちには、

（1）不注意：勉強でも遊びでも、注意を集中し続けることができない。また、しばしば不注意な過ちをおかす。人の話をじっと聞いていられない。外からの刺激に容易に注意をそらされる。

（2）多動性：教室の椅子にじっと座っておれず立ち上がって動き回る。椅子に座っていたとしても絶えず身体のどこかを動かしている。走り回ったり高いところに上がったり、じっとしていることができない。

（3）衝動性：すぐに行動にうつしやすい。順番を待つことができない。他の人がしていることをさえぎったり、じゃましたりする。

など、が認められると言われている。確かにその通りであるのだが、いくつかの疑問を抱くようになった。

注意欠陥／多動性障害は思春期ころまでには改善されると思われてきた。確かに、思春期ころまでによくなるものが多いのだが、引き続くものもあることがわかってきている。思春期において、行動の乱れや学業不振が認められるようになることが少なくないという報告もある。

注意欠陥／多動性障害の子どもたちは、特に保育所、幼稚園、小学校低学年でじっと席に着いていることができなかったり、集団行動がとれなかったりして、教師より叱責され、同級生から仲間はずれやいじめを受けやすい。親や教師から繰り返し注意や叱責を受けることは、「だめな自分」という自己イメージをつくりやすく、それが「問題行動」につながることも少なくない。特に、思春期になって荒れている注意欠陥／多動性障害の子どもと話していると、「僕はだめだ。僕なんかどうなってもいい」というようなことをポロリと話すことが多く、自己評価が極めて低いことがある。だめな自分を大切にすることは難しく、まして人を大切にすることもできなくなりやすい。

発明家のエジソンは落ち着きがなく多動で、学校で叱られることが多かったようだ。エジソンのお母さんは、学校で子どもが落ち着きなくあまりうまくやれなかった時、この子が悪いからダメだとは考えないで、この子は学校に合わないと考えた。そして、お母さんが家でエジソンを教えた。エジソンはお母さんに教育されたのである。エジソンがもし現代の日本に生まれていて、そして学校の枠の中で教育されたとしたら、エジソンはどのような人になっていただろうか。

私の同僚にも、自称ADHDは決してまれではない。彼らはじっとしておらず積極的に動き、さまざまなことに興味をもち、そして疑い、固定した現状を変えようとする、バイタリティにあふれた臨床家である。じっと診察室にとどまっていないで、家庭訪問や往診など、地域へと活動の範囲を広げる、フットワークのよい熱い医師である。患者さんや地域の保健師さんからの信頼も厚い。

注意欠陥／多動性障害の子どもの親や担任教師は、子どもたちの起こすトラブルに苦労する。それは確かに並大抵の苦労ではない。「あまり叱らないようにと思っていても、どうしても叱らないといけなくなるんです」と言われる。

確かに、私の診察室でも、椅子をクルクル回しているかと思うと、血圧計に触りシュパシュパと膨らませ、あっと言う間に診察台の上に登ってしまう。思わず、「それ触っちゃだめだよ」「危ないからじっとしてて」などと私も言ってしまう。転んだら、怪我でもしたらと気になって、ゆっくり話している間などない。

不用意に刺激の多い診察室に招き入れた私に問題はあるのだが、いずれにしても日常場面でこのようなことが繰り返される。スーパーに入った瞬間にいろいろなものに興味が移り、あっという間に行き先がわからなくなったりする。

このように、注意欠陥／多動性障害の子どもたちに接するとどうしても叱ることが多くなってしまうが、問題は叱ったことが容易には効果を発しないところにある。その理由の一つとして、子どもたち自身が注意欠陥／多動性障害のために、頭でわかってはいてもその瞬間にはブレーキが利かないということがある。

そういう意味では子どもの行った行為を直後であれ、後であれ過剰に叱ることは、子どもに自分は悪い子どもであるという感覚だけを強めてしまう可能性がある。だからといってまったく叱らないというのもおかしいのだが、ここでもほどほどという程度が必要になる。それは、叱った分以上に、子どもをほめるということである。ほめられることによって初めて、自分にはよいところもあると感じることができるようになる。

しかし、何もないのにほめることはできないし、無理をしてほめるのも子どもには無理の中にある嘘がわかってしまう。ほめるには、何をほめるか、よいところを探さねばならない。そういう意味では、子どもを細やかに見て、子どものよいところ、よいところになりそうな芽のような微かなプラスに気づくことが大切となる。微かなプラスに気づくセンスを磨く。それが、ほめ上手になることだと思う。

そして、その子どもを見るとき、「さまざまなトラブルを起こす子」と見るよりも、「いろいろなことに興味をもつ好奇心旺盛な子」と見る方が、同じように見ていても気づくものは違ってくる。そして、何よりも大事なのは、叱られることとほめられることのバランスである。叱られることはほめられることがあって生きるし、ほめられることは叱られることがあって生きる。できれば、ほめられるのがいくらかでも多いことを願っているのだが……。もちろん、ほめる、叱るという以前に、子どものことを思う気持ちがあるのが大切なのは言うまでもないし、叱るもほめるもそれぬきでは生きてはこないのだけれど。

いずれにしても、叱られることとほめられることのバランスは、子どもたちがどのような自己イメージを抱き、そしてどのような思春期をすごし、どのような大人になるかということに大きく影響する。そういう理解を親や教師と共有し、目の前の子どもにどのように接するかを考えることが大切となる。しばしば皆が、目の前の問題行動への対処に追われ、数年後の子どもを思い描けなくなりやすい。子どもへの援助の大切な一つの視点は、この子どもの思春期、成人期を想像することである。

学校教育にはある枠組み、ルールがあり、授業時間であれば教室の椅子に座っていなければならない。これまでＡＤＨＤの子どもと子どもの親は、学校のルールに合わせることを求められてきた。椅子に座るということには、社会の規範を取り入れていくという課題と個々の個性を尊重し育てるという相矛盾する課題が凝縮してある。ＡＤＨＤの子どもにとって、学校の椅子とは、個々の子どもに応じて、椅子に座るということができるのか、できるとすれば、どのような準備が必要で、どのくらいの時間できるのか、できないとすればどのようなあり方がよいのか、その子どもなりに社会の規範を取り入れていくにはどうしたらよいのか、という視点で考えていかなければならないものなのである。過剰な刺激、不要な刺激を少しでも減らす工夫が必要なことは言うまでもない。

繰り返しになるが、子どもたちのマイナスに捉えられているものはプラスに転じる可能性があることを忘れてはならない。たとえば、不注意はさまざまなものへの興味や好奇心に、多動や衝動性はフットワークや行動力になる可能性を秘めている。短所と長所は表裏一体である。だから、ルールに合わせて彼らを抑制することだけではなく、興味や好奇心や行動力の芽を萎れさせず保ち育むことが大切なのである。

ＡＤＨＤの子どもは、時代と文化の中でさまざまな捉えられ方をしていただろう。学校という枠には容易におさまりきらず、さまざまな軋轢を生じやすい。しかし、少なくとも、学校がなかった時代には、病気と考えられることはなく、問題とすら考えられることもなかったのではないだろうか。おそらく「元気で活発な子」であったに違いない。それだけでなく一部の子どもは、明らかにその活動的でさまざまなものに興味を持つ特性を生かし、時代を牽引していく人物になっていたのではないかと思う。

しかし人々が築いてきた歴史と文化の流れの中で、子どもは築かれた文化、なかでも学校に自分を合わせていかねばならなくなり、そのとき初めて「元気で活発な子」がＡＤＨＤという病名で呼ばれるようになったとは考えられないだろうか。気分障害（躁うつ病）のそう状態、軽そう状態は創造性や活動性を発揮し時代を切り開く一翼を担ってきたし、また統合失調症の繊細な感受性は時代の動きを先取りしたり、美しい音楽や美術を創り出してきたりしたが、多くの場合、病気とは呼ばれなかった。こころの病気は、時代と文化によって浮き上がってきたり、背景に退いたりするものでもあることにこころを留めておきたい。

しかし、一昔前は多くの子どもが学校の椅子に座っていたではないか、と思われる方もあるであろう。確かに、厳しく強固な社会規範が学校や家庭に行き届いていたとき、子どもの自由な振る舞いが抑制され、教室を立ち歩くという行動も抑制されていた可能性がある。もちろんそのような時代でも立ち歩く子どもがいたのも事実であるが、規範が緩むにつれてその数が増えるというのは、水位が下がれば見えてくる部分も自ずと増えてくるように、自然な現象なのだと思う。

注意欠陥／多動性障害と呼ばれる子どもと親は、学童期に確かに苦労する。その苦労は並大抵のものではない。しかし、忘れてはならない大切なことは、思春期になったとき、学童期の体験の結果が形となって表れてくるということである。ほめられたことと叱られたことが、どのような「自分」というイメージを、そして親や友人や教師といった人たちに対してどのようなイメージを形作るか。前述したように、それは思春期になってくっきりと形を現してくるのである。それが思春期の揺れ幅に大きく影響してくると思う。学童期は大切だと思うようになったきっかけでもある。

誤解がないように付言しておくと、叱ることも大切なことである。叱られることによって、人間としてしてはならないことや社会的な規範を自身のうちにとりこむことが可能となる。ただし、叱ることとは、ほめることが多くあってこそ生きてくる。いつも口うるさく注意されたり叱られたりすることは、子どもにとって何らプラスがない。人間として、基本的にしてはならぬことを叱り、小さなことには気づかぬふりをするという「ことの強弱を見極める」のが叱ることを生かすには不可欠である。

なお逆に、ほめすぎることは子どもの「自分は素晴らしい」という肥大したイメージを完成させ、傷つくのを過度に恐れたり、いつも評価や賞賛を求めたりということになりやすく、それはそれで注意が必要なのは言うまでもないであろう。

2　こころの傷――外傷後ストレス障害

外傷後ストレス障害（ＰＴＳＤ：Post-traumatic Stress Disorder）とは、重大なストレスに対する遅延した、或いは遷延した反応と考えられ、出来事の持続的な再体験（フラッシュバック、夢など）、外傷と関連した刺激の持続的な回避、持続的な覚醒亢進などの症状で特徴づけられる障害とされている。「心的外傷」（トラウマ）とは、客観的に生命や身体を著しく脅かされるような出来事であり、その時、同時に主観的にも激しい恐怖や無力感を感じるものであるとされている。ＰＴＳＤは言うまでもなく重要な概念である。ＰＴＳＤという診断によって初めて自分の苦しみが自分の弱さや自分の問題によるものではないことがわかり、自分を責めることから解放される人は少なくない。

すでに亡くなった私の母は、広島で原爆を受け、中学生であった弟を失った。当時、広島市内で弟と二人暮らしをしていた母は八月六日の早朝、郊外に出張に出た。広島を出てすぐに、原爆が落とされ、母は弟を心配し、すぐに広島の家に戻ったが、広島の街は一挙に廃墟と化し、まさに「生き地獄」であったという。母は朝、「行ってらっしゃい」と送ってくれた弟を捜して、一週間以上、広島の街を朝から晩まで歩き回ったが、結局、見つけることはできなかった。母自身もしばらくして白血球が減少し、一時は死ぬとまで言われたが、幸運にも回復した。

母の弟を失った悲しみはなかなか消えなかったようで、原爆のことは多くを語ろうとしなかったが、時折、弟を失った朝のことや廃墟と化した広島の街のことを、私に話していたのを思い出す。母が原爆の体験を繰り返し思い出しており、母が原爆によって弟を失ったことに対して、「あの日、自分が朝早く出張にでなければよかったのに」という故のない罪悪感を抱いているのではないか、と感じたのは私が精神科医になってずいぶん経ってからであった。

一度も顔を見たこともない、そして原爆によってすべてを失い写真一枚すら残っていない叔父に手を合わせながら、子ども心に漠然とではあるが母の底知れぬ悲しみを感じていた。ただ、母は同じく原爆によって、戦後身体の具合の悪かった亡き父を支え、陽気に気丈に家庭や家業をきりもりし、八月六日の原爆の日の供養でさえきびきびと立ち働いていて、子どもの頃には母の辛そうな姿を見ることはなかった。そのような慌しく忙しい毎日が、母のPTSDをしだいに和らげていったのではないかと今になって思う。

父は爆心地の近くで被爆し、倒壊した家の下敷きとなり、かろうじて命はとりとめたものの、その後、入院治療と自宅療養を繰り返した。私が幼い頃は、いくらか家業を行っていたが、いつも身体の不調に悩まされているようであった。その父は、しだいに床に伏すことが多くなったが、死ぬまで一言も、原爆体験については語らなかった。広島カープのラジオ放送を聞き、負けることが多かったけれど、時には勝ったりもする広島カープを応援することと囲碁が趣味であった。父、母にとっての原爆とはどのような体験だったのだろうかと思う。心的外傷を負った人が町の大半を占める中で、PTSDはくっきり浮かびあがらなかったけれど、町の多くの人がPTSDだったのではないかと、今になってみると思う。今も健在な義父は今でも原爆の夢を見るという。それどころか、仕事や子育てに忙しかった時よりも、今のほうがどうも思い出すことが増えているようなのだ。

「被爆二世」と呼ばれる私は、祖父母を知らず、想像する手がかりとなる写真も遺品も、その他、過去を思い出す手がかりとなるものを持たない。街の中にも歴史を残す古い建物などがなく、第二次世界大戦以前の世界は本の中のものであり、歴史の連続性を実感しにくいところがある。直接、被爆した親世代が、一瞬のうちに歴史を絶たれ、人間関係を引き裂かれた体験はいかほどだったかと思う。

多くの人々が原爆の体験を語らなかった中で、私が広島の原爆について考えるようになったのは、高校生のときに読んだ大江健三郎氏の『ヒロシマ・ノート』によってであった。四〇年近く経て改めて、その時に読んだヒロシマ・ノートを開いてみると、高校生だった私が、ところどころに線を引いていた。その一つは、原爆症で死の迫った患者が、原爆の体験を思い出し、記し、そして人々に語ることについてのところであった。そこには「自分の悲惨な死への恐怖にうちかつためには、生きのこる者たちが、かれらの悲惨な死を克服するための手がかりに、自分の死そのものを役だてることへの信頼がなければならない。そのようにして死者は、あとにのこる生者の生命の一部分として生きのびることができる」と記されている。それはまさしく思春期を哲学的な誕生として生きはじめる青年の多かった時代に、死を恐怖する私自身が共感した一つの答えであり、また、いのちの連続性とでもいうものに気付く体験であり、そして自分にとってのヒロシマを見つめる契機でもあったのだと思う。それはまた、語ることと沈黙することについて考えはじめる契機でもあった。

広島の人は熱烈に広島カープを応援する。「勝った」「負けた」が挨拶代わりになる。「市民が作った広島カープという球団」が、広島の再生のシンボルであり、広島の人の心的外傷を癒すものの一つであったのは確かだと思う。負けても、負けても、人々は広島カープをこよなく愛していた。私も含めて。

私には素朴な疑問がある。一つはこころの傷となる体験と人生のつらい出来事はどこで分けられるかということであり、もう一つは、出来事をくっきりと明らかにすることによってよくなることと出来事を忘れることによってよくなることとの違いである。

こころの傷となる体験と人生のつらい出来事はくっきりと分けられるものではなく、人生の出来事の連続線上にあるのではないだろうか。一端に誰の目にも明らかにこころの傷となるであろうという出来事があれば、もう一端に日々の些細な出来事があり、その線上に、主観的に、社会常識的に、出来事を位置づけることは可能であろう。

ＰＴＳＤに関して問題となるのは、ある人にとっては外傷的となるが、ある人にとってはつらいけれども乗り越えられるというようなグレーゾーンの出来事である。それには、周囲の人たちの理解と支援、その時の心身の健康状態、その人なりの出来事の受けとめ方や捉え方、出来事への耐性や脆弱性などのさまざまな要因が関与してくるのだが、それだけでなく援助者の出来事の捉え方も関係すると思うようになった。

あまりにＰＴＳＤという枠組みでものを捉え援助を考えすぎると、人生のつらい出来事としてこころの中で消化される可能性が奪われてしまうのではないか。災い転じて福となすという機会をつぶしてしまうように思う。このようなグレーゾーンの体験の場合は、外傷になるという面とこころの糧になるという面が実は表裏一体であると捉えておく必要がある。実際、多くのグレーゾーンの出来事は当の本人には、「つらかったけど、それでも自分の何かに役立った」と思うようになることがはるかに多いのではないかと思うのである。

体験を言葉で表現することが、こころの中のもやもやとした、受け入れがたい、しかしずっと燻り続け、時には火をも発するような記憶を、一度くっきりと再現させ消火するという過程を可能にする場合がある。その際には、こころの中に辛い体験がありありと再現するということへの、その人のキャパシティを慎重に推し量る必要がある。一方で、慌しい出来事の連続のなかで、受け入れ難いほどの外傷がしだいに古傷になる場合もある。もちろんいずれにしても、よい体験の積み重ねが重要であるのは言うまでもない。

言葉にするか、しないかに一律の基準などはない。個々の人に応じて異なるものであろう。ただ、いずれにしても、人生の中で起こってくる出来事を、マイナスのままにしてしまわず、こころの糧や打たれ強さというプラスのものにしていくという視点が大切なのではないだろうか。

3　勝つことと負けること

日曜日午後の公園。小学校中学年くらいの子どもが数人で遊んでいた。よく見ると、二チームに分かれてサッカーをやっているようであった。ボールを追っているうちに、一人の子どもがうずくまり、皆が駆け寄っていった。しばらくうずくまっていたが、やがてその子は立ち上がった。その顔は涙顔であったが、すぐに、側にいた子どもの一人にキックを入れた。子どもたちはワーッと散って、すぐにサッカーを再開した。再び、子どもたちは歓声をあげながらボールを追っていった。ほんの一―二分の出来事であった。

思春期に入る前には、いくつかの準備がいる。その一つは、このように群れて遊び、勝ち負けの喜びや悔しさを、身体を通して、時には先ほどの子どものように痛みを通して、知ることなのである。その子の痛み、そして泣いてしまった悔しさ、しかしそれにめげずキックを入れての反撃には、学童期の課題が凝縮されているように感じた。

たとえば、同級生に馬鹿にされたり、からかわれたりすることはつらいことである。それによってその時は傷ついたとしても、馬鹿にされたり、からかわれたりすることに対する抵抗力とでもいうものを作る契機ともなる。

ある小学校での出来事である。乱暴な子や落ち着きのない子がいるということで、教室に担任のアシスタントを入れることになった。荒れた雰囲気の教室に対しての保護者の要望でもあった。担任とアシスタントの二人体制になって、教室はしだいに落ち着いていった。争いが起こりそうになると、担任かアシスタントが仲裁し、子どもたち同士の争いも無くなっていき、教室は平和になった。保護者も安心したし、学校も安心した。

教師の目が届き、不要な争いを未然に防ぐことができるのはよいことかもしれない。教室が安心できる場所であるということは必要なことである。だが、釈然としない気持ちも残った。子どもたちが、争いや嫌なことを乗り越える力は、いつ、どのように培われるのだろうか、という疑問である。何か、病院の無菌室のような教室になると、感染に対する抵抗力が育たない。子どもが育つには、「悩み」「苦しみ」「争い」「不幸」というようなマイナスのものも必要である。それが子どもを育む程度であるかどうか、そして教師や保護者がそれをどのように受けとめるかが問題なのである。

そういう意味では、学校の中での、小競り合いとでもいう程度の争いを保証するという、教師の度量が必要になる。そのためには、教師には、子どもの間で何が起こっているかということを、できる限り具体的に細やかに把握しておき、かつ過剰に手を出さないでいることが求められる。同時に、保護者には、争いが子どもを育む部分もあるということと、ほどほどのつらい体験が子どもの成長には不可欠であるという認識が必要なように思う。そういう意味で、教師には保護者の理解とバックアップが必要なのである。

子どもたちの遊びが急速に変わってきた。たとえば、ファミコンをはじめとするテレビゲームが遊びの主体になっている。ファミコンのゲームは格闘技でもなんでも、負けてリセットボタンを押してやり直すことができる。リセットを繰り返して時間さえかければ勝つまでやれる。どうしても嫌になったらコンセントを抜けばいい。いろんな要素がゲームの中にあるが、欠点の一つはリセットできることだと思う。リセットすることによって、大切な「負ける悔しさ」を充分に体験できない。負けて悔しいという体験は、学童期のもっとも重要な課題の一つである。

更に、子どもたちの遊びをあげると、勝負事の遊びでは、たとえば相撲。校庭や広場に棒きれで丸い土俵を描いて、誰かが行司役で投げたり押したり相撲をとる。今はあまり見かけないが、私が子どもの頃はよくやったものであった。

相撲をして、投げたり投げられたりぶつかりあって勝ったり負けたりする。自分より少し大きな子どもを負かして、「よし、やったあ」とうれしく思う。または、自分と同じか少し小さい子、あるいは大きい子に投げ飛ばされて、「くそ、悔しいな」という経験をする。このような身体のぶつかり合いを通して勝つ喜びと負ける悔しさを経験するということが、非常に大切である。

「よし明日の放課後の相撲は絶対負けないぞ、今度はあいつを投げ返してやろう」と悔しい思いを一晩、二晩抱えて過ごし、その思いをこころの中で味わう時間。負けるかもしれないと思いながらも逃げるわけにはいかない怖さ。場合によっては負け続けてかっこ悪いこともある。勝ったり負けたりのバランスが良いとは限らない。何より負ける悔しさを味わうのはほどほどに早目が良い。

外来で出会う子どもたちの一部には、ある程度の年齢になって初めて負けを経験したと言う人がいる。中学校は成績優秀でクラスで一番、進学校の高校に入学して初めて一番になれなかった。それだけではなく、今までは考えられないクラスの真ん中よりも後ろという成績で、初めての挫折を味わう。スポーツでも同じである。野球が上手でスポーツ少年団でも活躍し中学校野球部でもエースで四番だった子どもが、甲子園によく出場するような高校に進学し野球部に入った。すると、数十人の新入部員のかなりの人が中学時代はエースで四番であり、たくさんのエースで四番の中で、自分は一生懸命練習してもレギュラーにすらなれないのではないかという初めての挫折を体験する。

勉強でも運動でも小学生、中学生のときに優秀であったことが、競争をして負けるという体験を持てなくしてしまう。それが、中学生や高校生になったときの負けるという体験を耐え難いものにするのである。

思春期や青年期に挫折を体験したとき、よし、もう一度がんばってみよう、もう一度やり直そうという気持ちになるには、小学生や中学生の時、遊びの中で勝ち負けを体験し負ける悔しさを味わうことによって、打たれ強さや粘り強さを獲得しておかなければならない。

最近の学校の運動会では一番・二番・三番・四番……と順番をつけ競争する競技が減り、マス・ゲームなどが増えてきている。また文化祭の劇では、主役や脇役がはっきりせず、何となく皆が主役のようになって、子どもに差をつけないよう配慮していると聞く。確かにその時点では差はつかないけれども、長い目で見て、これは子どもにとって本当によいことなのだろうか？　と改めて疑問に思う。

運動が一番よくできると言われたらもちろんうれしい。六番とか七番とか言われたら辛いかもしれない。しかし、逆にこのことが運動面は苦手だけど自分は他の分野でがんばろうと思うきっかけになるかもしれない。

劇でも主役になるというのはかっこよいことで、緊張もするし責任もある。主役を体験することは有益であると思う。脇役や舞台裏の役割は「その他大勢」と言われる。目立つという意味では評価されないけれども、なくてはならない大切な役割である。人生を一つの劇と考えれば、どの場面でも主役であることなどありえず、どちらかというと脇役の方が多いのが普通の人生だと思う。

アルバムの写真を見返すといつでも写真の真ん中に写っているというような人もいるが、何となく皆からはうとまれていたりする。主役になって光が当たることもあるし、光が当たらない脇役になることもあるわけで、両方が経験できればそれも又良しである。相撲で言えば、連勝街道を進んでいる新人力士がいたら心配である。ほどほどに負けてほしい。個人的な好みを言えば、八勝七敗くらいでじりじりと登る力士が好きである。粘っている力士、負けっぷりのよい力士が好きなのである。

学童期に勝ち負け、主役・脇役という幅広い経験をすることが、思春期になり自分の中に起こってくるいろいろな問題を乗り越える一つのバネになっていくように私は思う。強い力士はすごいとは思うが、パキンと折れる時や引退後が心配である。

それからもう一つ大切に思っていることがある。ファミコンの格闘技では、直接の人間関係においてどこでブレーキをかけたらよいかが学べない。ゲームのキャラクターは絶えずパワーアップできるようになっているし、戦いに敗れても前述したようにリセットで復活する。これでは、これ以上やっては危ないというような現実の喧嘩の限度を覚えることはできない。

限度という感覚は、先程の相撲の話のように、投げられると痛いというところから育まれるように思う。プロレスごっこでエイッと技をかけられると痛い。自分が投げられて痛かったら、相手にやめてほしいと思う。実際の相撲ではファミコン・ゲームと違って、自分で簡単にリセットできない。しばらくは痛く苦しい思いをする。やめてくれとプライドを捨てて頼まないといけないことが多い。それだからこそ、自分の投げた相手が痛いと言ったら、相手がまいったと言ったら、これ以上はやめようと思う。

痛みという感覚を伴った体験、直接的な体験から、子どもたちはこれくらいでやめておこうという限度を知る。身体を通したやりとりのなかで限度という感覚は育まれる。それを教科書や授業に代行させることはできないのではないかと思う。

一言、苦言を呈しておきたい。ある相撲評論家が「相撲は決してすたれていない。子どもたちの相撲遊びは減ったが相撲大会は増えている」という趣旨のことを記していたが、本当に増えて欲しいのは相撲遊びであり、決して相撲大会ではない。広場や運動場に丸い線を引き、「はっけよい。残った」で押したり引いたり投げたりして、転がされるか線から出ると負け、という単純な遊びの中に、対人関係に必要な多くのものが凝縮している。線から出ても負けを認めない子どもや線から出ても相手に組み付いて相撲をやめない子どもが、仲間の審判で勝ち負けを認められるようになることの意味を計り知れない。相撲遊びが相撲大会に変わるとき、その場を取り仕切るのが、ガキ大将や仲間から監督・コーチ・親になり、遊びがスポーツになってしまう。

今、必要とされているのは、相撲大会よりも相撲遊び、少年野球大会よりも三角ベースやピンポン野球、サッカー大会よりも缶蹴りのようなものではないだろうか。子どもたちが自分たちで自分たちを治め、運営する。これこそが民主主義の原点であり、これまでの日本には草の根からは充分に育っていないもののひとつであると考える。

4 病気というメガネをはずす――アスペルガー症候群

まじめで寡黙な高校二年生のB君が、尖った棒で同級生を突こうとする行為を二回繰り返し、もう一回同じことをすると退学と言われて、教師に勧められて受診した。なぜまじめすぎるほどまじめなB君がそのような行為をするのか理解できなかったし、このままではB君が退学になるのではないか、こんなよい生徒が退学になるなんておかしいのではないかと担任教師は考えていた。

自閉症に特徴的な、言語発達の問題は認められなかったが、社会性の障害と興味の著しい偏りが認められた。

診察後、言語発達の問題の少ない広汎性発達障害であるアスペルガー症候群と考えた。広汎性発達障害では機械的な記憶が優れている場合があり、いじめられた体験などが強くこころに刻みこまれ、その映像がありありと思い出されて彼らを苦しめることがある。時には、思い出された記憶があまりにも迫力があり、現実との区別がつかないほどになって、突然のパニックを生じさせ周囲を驚かせる。

Ｂ君の場合も、彼が現在いじめを受けており、それだけでなく過去のいじめられた経験と現在のいじめとが混在してしまい、極度の恐怖からパニックを起こし、自らを護ろうとして同級生を突こうとしたことを、親や教師に理解してもらう必要があった。

Ｂ君はいじめに対して非常に傷つきやすい状態にあることを説明し、学校としての理解と協力を求めた。同時に、当のＢ君には、今までにいじめられ、今もいじめられていることの辛さとそれに対する腹立ちは私にもわかるような気がすると伝えた上で、しかし、「してもよいことと、してはいけないこと」があることを簡潔に明確に繰り返し話し、「腹が立つときでも、突くということはしない」という約束を交わした。そして、それを実行するＢ君をしっかりと評価していくというやり方をとった。私のアプローチがどれほど功を奏したかは定かではないが、周囲を心配させたＢ君の行為は、それ以来、認められなくなり無事卒業した。

アスペルガー症候群の子どもたちは、相手の気持ちやその場の暗黙のルールを理解するのが苦手である。しかし、それも彼らなりの道筋で発達していく可能性を秘めており、また、人を求める、特に信頼できる人を求める気持ちはしっかりとある。彼らの気持ちを理解しようとする周囲の人たちの思いは伝わり、彼らのこころに深く刻まれ、人への信頼へと繋がってゆく。また、大切にされた体験は蓄積され、人への信頼となる。

Ｂ君の場合、教師には、Ｂ君がいじめを受けており、いじめに敏感になっていること。普段はじっとがまんしているのだけれど時にがまんできなくなること。「しかし、どんなことがあっても人を傷つけることはいけないこと」と伝え、「傷つけないという約束を交わしていること」、また、そういう気持ちが起こったら担任教師のところに行くように助言している旨を話した。家族には、アスペルガー症候群の可能性については話したが、それよりもB君の長所と短所について、そしてこれからのことについて話すようにこころがけた。

多くの臨床家が思春期のアスペルガー症候群の診断を早期に伝える。しかし、こころの準備ができていない時に、診断をあまりにも早く伝えることによって、混乱だけを生じさせることもあるように思う。病気の診断を早期に説明することがよい医療という雰囲気があるが、診断を伝えることが本人と家族にどのような影響を与えるかについての予測なしに、診断を伝えることには慎重でありたいと思う。

アスペルガー症候群と診断されることとは、程度の差はあるとしても、予期していなかった出来事であり、その内容をいくらていねいに説明されたとしても、聞いたこともない「病名」がつくというだけで、その子どもと家族に衝撃を与えるものとなる。時間をかける中でその病名が子どもと親の人生の中に無理なく位置づけられるには、それなりの準備と時間が必要であり、受け入れられないものとしてあり続けないように配慮が求められる。

しかし、一方でアスペルガー症候群という診断を伝え、その特徴を説明したとき、初めて自分の長年苦労してきた対人関係の問題などが、実はアスペルガー症候群によるものであるということを知り、自身を責める感情から解放され冷静に自身の長所短所を見つめる契機になることがある。また、自分が当たり前と思っていたことが他人にとっては当たり前ではなく、どこか自分と他の人と違うということに気づく機会になることがある。病名を知り、症状を知ることが、自分を知ることにつながるのである。

また、親にとっても、子どもの病名を知り、症状を知るということが、その子どもを理解し、改めて接し方を考えていくきっかけにもなるのである。ただ病名を知る効用を言葉で言うのは簡単であるが、病名を受け入れ、その子どもに応じた接し方をしていくということは、子どもの不可解な行動がいくらかわかるようになったとしても、同時にさまざまな苦労も伴うのである。

いずれにしても、診断や病名は諸刃の剣なのであり、いかに生かすかが大切になる。

学校などでは、アスペルガー症候群、高機能自閉症（精神遅滞の合併のない自閉症、すなわちＩＱが七一以上の自閉症）の子どもたちの理解を深めようと、研修会が開かれたりする。確かに知識をもち、その病気に即した対応をすることは大切である。しかし、私はアスペルガー症候群、高機能自閉症という言葉が一人歩きし、「○○君は、アスペルガー症候群だから……」というように、教育よりも医療の問題として、換言すれば教育が身を引いているような危惧を感じるのである。

「学校の先生から病院に行ってみなさいと言われてやってきました」という子どもと親に出会った時、ふと教師の仕事を免除するために、診断が求められているのではないかと感じることがある。生徒の「問題」であれば学校の責任、「病気」であれば医療の責任とでもいうような雰囲気を感じる場合がある。もちろん、熱意のある多くの教師の方々にお会いするのも事実である。

いくら病名がついたとしても、教師の方々には、当の子どもそのものをていねいに見ていただきたいと思う。決して病気の症状というメガネだけを通してみるのではなく、一度はメガネをはずして、先入観なく目の前の子どもを見ていただきたい。病気の症状について勉強すればするほど、症状に当てはまるところがよく見えてくる。時には、それまでわからなかった子どもの行動が、病気の症状であったのだと霧が晴れるような思いをする。

しかし、その時こそ注意しなければならない。その子どもの個性とでもいうものが、症状の影で見えなくなってしまう。病気の症状を勉強することは大切であるが、そのことは頭の隅に置き、その子どもそのものを見ようとする姿勢を忘れてはいけないのである。そうする時、初めてその子どもの個性が見え、その子どもにあった具体的な援助が見えてくるのではないだろうか。ただ教師の方々の仕事の多さと責任の重さを思うと、私の述べていることは更なる負担をかけることになり、教師の方々を支える体制の必要性を感じてもいる。

私は発達障害という言葉には、いつも違和感を覚えてきた。その一つの理由は、モデルのような正常な発達というものがあり、そのような発達をたどらないものが、障害と呼ばれるというなかに、発達の優劣という価値判断があるように感じるからである。子どもは遺伝などに規定されるある素質をもって生まれ、その後の養育環境などによって、個々の発達をとげていく。多くの人のたどる発達を正常と捉え、より少数の子どもたちがたどる発達を障害と捉えるのではなく、発達には多様な道筋があると捉えられないかと考えていた。

そういう意味で発達障害のエキスパートである高橋脩氏が長年の経験を通して、「自閉症のある人（自閉症者）は大多数とは異なった認知行動特性を持って生まれ、部分的ではあるが通常とは異なる過程を辿り発達していく」と捉え、「彼らを障害者と呼ぶより発達的マイノリティーと呼ぶのが妥当であろう」というのに賛成である。更に高橋氏は「診療を行う場合には、発達的マジョリティーであるわれわれの尺度で評価し、同化を求めるのではなく、何よりも発達的マイノリティーとしての彼らの特性と発達経過をよく認識し、自閉症者として健やかに成長し、自己実現を図れるよう支援することが誠意ある対応であるように思われる」と述べる。

発達障害もＡＤＨＤも、いくらか少数派ではあるが多様な発達のあり方の一つと考えたとき、障害という言葉に付随しやすい、何か劣っているというような価値判断から自由になり、自分とは異なる、しかしあくまでも対等な発達を理解しようとする道が開けるのだと思う。

第5章

親という幻想

1　完璧な親という幻想

子どもたちが、何もかも親の責任であると言って責めるというパターンは少なくない。たとえば、「先のことを考えていたら何をやってもうまくいきそうになくて、イライラしてきて、こんなに自分が苦しい思いをするのは、親が自分のことをきちんと育ててくれていなかったからだと腹が立ってくる」「親が、お前のやりたいようにやればいいと無神経に言うだけ言って、こんなに自分が苦しくなったのは、元々、親が自分のことを心配してくれなかったからではないかと腹が立ち、怒りはじめると止まらなくなる」「親父やお袋がこんなに腹を立てさせてしまうんだ」。何でも自分に起こっている悪いことは、親のせいのように感じる。冷静に考えるといかにも勝手だと思われる。

しかし、このような場合でさえ、確かに子どもの言い分にはいくらかの真実が混じっており、だからこそ子育てに責任を感じている親は子どもの言うことは正しいと感じ、自分自身を責めることが少なくない。子どもが親を責め、親が自身を責める。そして子どもはますます親を責めるという悪循環になることがある。

C君は、一階にいる母親に電話の子機を持たせ、何かあるとすぐに母親を二階の自室に呼びつけ、深夜であろうといつであろうとすぐにかけつけなければ許そうとしなかった。母親は、ある相談機関で、「育て方の問題、愛情不足が原因」などと言われ、子どもの求めることを「絶対受容」するように助言されたという。そのため、「わしがしんどい時に、お前が寝るのは許さん」と、寝るのを許さないC君に、母親は全面的に応えようとした。「Cの言うことに応えることが、Cにとって必要なことなのだ」と思ったという。そう言いながらも、もう気力も体力も限界にきていた。

私は母親に、「C君が何も電話してこない時はどうしているのですか」とたずねた。それに対して母親は、「Cが絶対に寝たらいけん、というので、じっと座っているんです」と答えた。ついうとうとしていて、電話で呼ばれてすぐに行けなかったら、「寝とったんだろう」と激しく怒るので、寝ることができないのだという。

私は、まず「お母さん、夜は寝るのが当たり前なんです。それに、寝るのは大事なんです。お母さんが体力と気力を保っていなければ、C君を支えることはできないのですから」と話した。「いつまでも、子どもをみていくために、しっかりと手を抜きましょう」と。お母さんは、そのとき初めて、「そうですね……」と、ほっとしたような表情を浮かべた。それから、どのようにしたらC君に一生懸命やっているように見えるか、それでいてどうしたら手を抜くことができるか、更には、C君がしてほしいことを完全にはしてあげられないということや「ごめんね」とさらりと言う工夫などについて話し合うようになった。

「絶対受容」が母親の愛であるかのように、親が思いこむときがある。子どもの親への非難は、いくらかは親にも心当たりがあり、その上子育て自体が間違っていたといういくらかの罪悪感を持っていることが多いので、知らず知らずのうちに、親は「よい親」に向けて、「完璧な親」に向けて走りだしやすい。しかし、その時が、危険なのである。「完全」ではなく、「不完全」を認められるようになることが、親子ともに大切なのである。

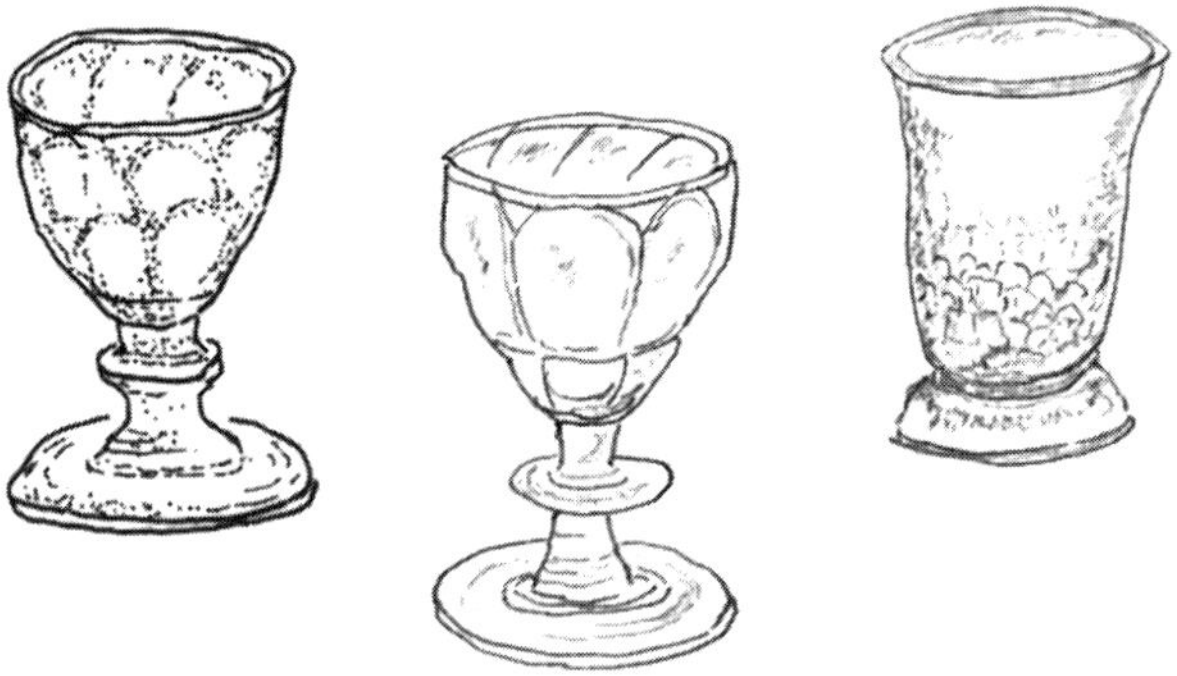

さまざまなグラス

少し言葉を変えると、子どもたちは、親に完璧な親になることを求める。そして、よい親ではないとさまざまな場面で責める。実際、言われてみたら思い当たる点があるので、そのとき、つい本気になって、いい親になろうと思うことがある。しかし、その瞬間から、親が自身を追いつめることが始まりやすい。完璧な親などどこにも存在しない、幻想なのである。

そんなとき、まず完璧な親を「演じてみる」とか、子どもに完璧な親に見えるにはどのように振舞ったらよいか、という発想を親と共有できるようになると、少し楽になる。子どもとの関係を少し客観的に見ることができるようになるからだろうか。子どもたちは、親に「完璧な親」という「ないものねだり」をする。それに完璧に応えようとするのではなく、かといって、あっさりと投げてしまうのでもなく、自分のできることをするということで、ある種の不完全さと限界を粘り強く伝えていくことが大切なのである。

2 程よい母親

C君の場合のように、受容という言葉はしばしばカウンセリングや心理療法の助言に用いられる。相談に行くと「しっかりと受容してあげてください」などと言われることがある。しかし、この受容という言葉は、極めて曖昧な言葉である。言葉のイメージや定義が、言う側も聞く側も、一人ひとり異なっている。

たとえば、子どもが求めることは何でも受け入れるということを受容と考える人がいる。C君のお母さんもそうであった。子どもが求めるものを、すべて買い与える。子どもが振るう暴力に抵抗せずに耐える。

しかし、これは受容の本当の意味ではないと私は思う。受容は要求や乱暴な行動を受け入れるということではなく、子どもの気持ちや考えと自分の気持ちや考えは異なってはいるが、子どもの気持ちや考えをいくらかでも理解しようとし、子どもという存在そのものをそのままで認め受け入れていく、というものではないだろうか。それは、子どもを自分とは異なった個人として認め、子どもの側にも立ってものを見るということであって、どちらが正しいかという問題ではない。まして子どもの要求や行動を無条件に認めるということではない。

私は、受容とか共感、時には傾聴や支持というような言葉は、いくらよい言葉であっても使わない方がよい言葉、すなわち「禁じ手の言葉」でないかとさえ思っている。大事な言葉なのだが、人によって言葉の中身が異なっている。しばしば助言する人とされる人とで、言葉の中身が異なっているために、時には誤解や害をもたらすことさえあると思う。助言する人とされる人はできる限り、同じ理解を共有することが必要である。

そのためには、できる限り、受容とか共感という抽象的な言葉を使わず、実際にやっていることややってもらいたいことを、平易な日本語で具体的に話すことが大切ではないかと思う。そもそも、心理療法や心理的援助とは共有できる言葉やイメージを増やしていく過程でもあるのだ。

「程よい母親」（good enough mother）という言葉がある。英国の小児科医ウィニコットの言葉である。私は初めてこの言葉を知った時、何か世界が一瞬開けたような気がした。

「そうだ、過ぎたるは及ばざるがごとし」

子どもは愛情を注がれることによって成長するが、子どもがまったく困らない程に愛情に満たされたのでは、子どもの成長を妨げてしまう。子どもは、いくらかの不足や不自由があってこそ成長する。もちろん、愛情がはなはだしく不足しては成長を妨げてしまう。「過不足のない愛情」という感覚が大切なのだと納得した。

それ以来、「充分な愛情」という言葉は使わなくなったが、新たに使い始めた「程よい愛情」というのが、また実に難しいものだとわかった。愛情を注ぐか、注がないか、どちらかというのはよくわかる。しかし、程よい愛情を注ぐというのは難しい。程よさというものには、基準がないのである。

その上、人により、時期により変わってくる。私は、程よさを人と時期に応じて捉えられるようになるのが、青年への援助における大切なバランス感覚の一つと考えているが、これはあくまでも目標であると考えるようになった。

私はある時から、「ほどほど」という言葉を使うようになった。ほどほどには程よいほど過不足がないという感じはなく、やれる程度にやっていきましょう、という感じがある。程よいを目指しながら、ほどほどにやるというのが、私の親に対するアドバイスでもあるし、自分自身の援助スタンスでもある。ほどほどに、ぼちぼちと、である。

3　家出の勧め

前述のC君の話に戻る。私は、「まあいろいろな事情があるのだと思うし、君の言い分もわかる気がする。だけどこれ以上、誰が正しい、誰が悪いという話をしていても、君がそれで本当にすっきりするとは思わない。どっちがいい悪いよりも、家を出て、親と離れてみたらどうだろうか」とアドバイスした。

そこまで親が憎いなら喜んで家を出るだろうなと思うかもしれないが、ほとんどの人が家を出るのは嫌だと言う。出るのは親の方だという人もいる。または、自分は親が働いている間は、かじれるだけ親のすねをかじるんだと言う人もいる。お父さんやお母さんに、かじれるすねはもう残っていないかもしれないと言っても、かじれるだけかじって、なくなったらその時に考えると言う人もいた。C

君の答えも、やはり「家は出ない。出て行くのは親の方だ」であった。

家庭の中で荒れている、いわゆる家庭内暴力の青年の多くに、親に依存的になっている気持ちと、これじゃあいけない、離れようと思う気持ちの揺れ動きがある。親を頼る気持ちと反発する気持ちとの間で揺れ動いてはいるが、本当の意味で、一人で生きていく自信はまだない。実際に家庭での様子を聞いてみると、家の中でワーッと荒れた次の日には「ごめんな、お母さん」と言って、お母さんのそばにピタッとくっついていたりする。そして些細な言葉や態度をきっかけに、またワーッと荒れるというようなことを繰り返す。

本人が家を出る決心をした時、問題の半分以上は解決することが少なくない。つまり親をいくらかでもひとりの個人として見ることができ、自分自身も一応気持ちの上では自立できたとき、はじめてひとりでやっていこうと決心できるからである。君の気持ちもわからないわけではないが、ここまでになったら、家を出ることを考えてみたらどうだろうかといわば痛み分けとしての提案をするのである。ただし、家を出さえすればいいということではなく、親との関係を持ちながらしだいに家から距離をおいていくという、安全な家出のようなものが大事である。また、家出の勧めは人と時期をみてしなくてはならない。充分な気持ちの準備のないままに、家を出ると、極端に孤立し親への怒りが更に膨らんだり、同年輩の不安定な子どもたちのグループに入りそこに支えを求めるようになることがある。

C君はまだ自立の自信はなく、家出の勧めは受け入れてもらえなかったが、家出の勧めは、一種のイメージ・トレーニングであってよい。家を出るということを考えることによって、親から少し気持ちが離れ、独立を模擬的に感じてみる。それでも大きな変化なのである。

第6章

居場所探し

1　それぞれの場

ここで、青年の居場所について考えてみよう。私は、広く青年の生きる時と場を次の三つに分けて考えている。

（1）青年が家族とともに過ごす時と場（家族を感じる場）
（2）青年が安心して一人になれる時と場（自分を感じる場）
（3）同年輩の人が安心して集える時と場（仲間を感じる場）

青年はこの三つの場を、行き来しながら成長してゆく。それがうまくいくには、この一つ一つの場が安全で安心できる居場所になる必要がある。地域性や経済状況や住宅事情により状況は変わってくるが、それぞれの場を、それぞれの青年はもっていると思う。

（1）青年が家族とともに過ごす時と場（家族を感じる場）

これは、一言でまとめると、家族と共に過ごし、家族というものを感じることができる時と場のことである。自分が家族の一員であるとか、家族に護られていると感じることができる場。これには、家の居間や食堂などいくつかのものがある。

居間について、建築家の渡辺武信氏は、一緒の空間にいて、お互いの存在を感じ合いつつ、別のことをしている場であると述べている。私はこの一言に家族関係のあり方をも含めた深い示唆を感じる。「一緒にいる」、「お互いの存在を感じる」、「別々のことをしている」、これが居間の条件になるのだと私も思う。このような居間を子どもも、青年も、大人も、老人も必要としている。居間は、母親のふところ、父親の膝の延長にある安心できる守られた場であり、親への反抗を繰り返している青年にも必要な場なのである。もちろん学童期ほど生活の中で居間の占める比重が大きくはないが。

建築家の外山知徳氏は居間について、家庭の主舞台で、家庭の核となる場所であり、何か一つのことを家族が共同してやるという場所ではなく、何の目的が無くとも滞留する場所であると述べている。このような意味での居間をもつことは家が安心できる場になるということであり、誰にとっても大切なことである。

食卓は、家族の皆が集って、食事をともにする場である。精神科医の滝川一廣氏は、食事は家族全体での共同行為であり、それを通してくつろぎと満足、安全であることを実感する時であり、同時に食卓では集約的に家族成員間の緊張関係や葛藤が反映される可能性があると述べている。実際、食事には家族関係が反映される。たとえば、食卓にはどのような位置に各々が座るのか、誰が一番大きな魚を食べるのか、静かに食べるのかにぎやかに食べるのか、どのような食べ方が期待されているのか、などのことをたずねることによって家族のありようがわかることが多い。

わき道にそれるが、入院中に外泊して家に帰ったところ、一番大きな魚を息子が食べるようになっていたことにショックを受けて病院に戻ってきた患者さんがいる。その患者さんの家では、一番大きい魚は一番の稼ぎ手である父親が食べ、風呂もまず一番に父親が入るということに決まっていたそうである。

昔から「同じ釜の飯を食う」ということが親密さの表現としてよく使われていた。食べることを共にするということは家族の一体感を形づくる大切な基礎となる。食卓は、食事という一つの目的をもって家族が集まる場であり、その点が目的をもたずに集まる居間とは違うが、実際には空間的に重複している場合が多い。

台所はかつては家庭の主婦の仕事場というイメージがあったが、現代は男性も女性も対等に仕事をし、家事をし、育児をするという時代であり、台所も変化を求められているように思う。家族の皆が力を合わせて何かをつくるという経験が乏しくなった現代において、台所は家族全員が力を合わせて料理という作品をつくる共同作業場となる可能性がある。これは、先ほど述べた食事の共同性にやや受動的なイメージがあるのに対して、より積極的な共同性のイメージが期待できる。

これらは、時間でいうと、夕食から食後の団欒《だんらん》と言われる時間である場合が多いであろうか。旅にたとえると、家族旅行ということができるであろう。旅行では、予想をしないことがしばしば起こり、それへの対処を求められるので、家族が普段以上に協力することが求められる。中井久夫氏は、精神の病が回復してきたとき、その仕上げの一つとして、家族旅行をすることを勧めている。家族とのつながりを感じ、人生を再出発するという意味をはじめ、いくつかの意味が込められているのであろう。

（2）青年が安心して一人になれる時と場（自分を感じる場）

これは、青年一人が利用し、自分というものを感じることができる時と場である。親の目の届かないこの場で、青年はその眼差しを内に向け、悩んだり、考えたりしながら、自分を築いていく。自分の部屋をもつということは、自分をもつということに密接に関わっている。このような場所として、家の中では、子ども部屋やトイレなどがあり、家の外にも「一人になれる場」としてさまざまな場がある。

子ども部屋については、かつてその必要性がマスコミや建築家をはじめとして大いに議論されたようである。子ども部屋をもつことによって、子どもたちが自分の世界に閉じ込もり、家族とのコミュニケーションが希薄になるのではないかという疑問が出されたりもした。しかし、子ども部屋のあり方は別にして、子ども部屋の意義はおおむね認められているように思う。自分のテリトリーを意識し自分というものを考えていく場であるとか、周囲とのさまざまな関わりを断って、一人きりになるのを可能にする場である、などさまざまな考え方がある。子ども部屋をどのように利用するかは別にして、家の中にあって親の目の届かない空間は大切なものであると思う。

トイレは、子ども部屋と同様に一人になることができる場である。子ども部屋をもたない小学校低学年の子どもたちなどが、叱られたりした時に、トイレからなかなか出てこなくなるのは、トイレが誰にも侵されない一番安全な場で、広さが丁度ひとりを包み込むような大きさであるからなのであろう。トイレが家の中で唯一鍵がかかる部屋である場合もある。

一人でいる、一人になる場は、家の外にもさまざまなものがある。公園のベンチや図書館、喫茶店、映画館など、各々が好きな場をもっている。そして、その多くは青年が人には話さず大切にしているものである。

時間でいうと、夜、特に眠る前の時間になる。旅でいうと、一人旅になるだろうか。

（3）同年輩の人が安心して集える時と場（仲間を感じる場）

これは、一言でいうと、友人たちが集まり、仲間を感じることができる時と場である。

特別な目的はなく、青年たちが集まってたわいのない話をする場。私の学童期時代には、お好み焼き屋やたこ焼き屋がメジャーであったが、今では、ハンバーガー・ショップ、サークルの部室、保健室など、さまざまなところがある。大学生であれば、下宿生の部屋もそうであろうか。

時間でいうと、休み時間や放課後、週末や夏休みなどになる。旅でいうと、修学旅行やキャンプなどが、これにあたる。

青年は、このような三つの時と場を行き来しながら成長していく。そして、青年期においては、このいずれの場も欠かせず、大切なものなのである。

まずは、青年に安心できる場、身をかくす場が、どのように生まれてくるのかをみてみよう。

子どもが成長するのに、親（あるいは親的存在）に守られた安全な場が必要なことは言うまでもない。母親の胎内からはじまり、母親のふところ、父親の膝などが真に安心できる場になるかどうかが、子どものこころの底に人に対する、世界に対する安心感、信頼感が形づくられるかどうかに強い影響を与える。この安心できる場は、親そのものがつくるふところや膝などから、親の目の届く範囲に、やがて家、特に居間という場に広がっていく。このような、親、あるいは家族を感じる場というものは、どの年齢になっても大切なものである。

子どもは、這う、立つ、歩くなどの運動機能の発達に伴って、親から身体的に離れることが可能になる。この時期に、親が安心できる基地になって、離れていく子どもを後ろから見守り、「だいじょうぶだよ」というサインを送ることが、子どもが安心して離れていくには大切となる。安心して親から離れるには、離れていく子どもの後ろ姿をじっと見守り、時に不安になって振り返る子どもに「お母さんが見ているから、だいじょうぶだよ」というサインを送る必要がある。

続いて、幼児期の子どもにとっては、親から離れる、隠れるということが大きなテーマになる。幼児の「かくれんぼ」遊びは、幼児が人に対して「身をかくす」遊びであり、遊びはじめの子どもが「身をかくす」という緊張に耐えられず、わーっと言いながらまるで自首して来るように鬼の前に表れてくるのは、目に浮かぶことと思う。

身をかくすには一人でいるドキドキ、ハラハラに耐えなければならない。この「身をかくす」ということは、人に対してこころに秘密やウソや隠し事をもつこと、すなわち「こころをかくす」ということにも通ずるものなのである。この「身をかくす」ことは、学童期において、隠れ家や屋根裏部屋やロフトのような秘密の場所を好むことにつながっていく。

このような場を仙田満氏は、アジトスペースやアナーキースペースと呼び、子どもたちの共同体としての意識を育んだり、子どもたちの想像力を刺激する空間であると言っている。子どもは青年期に入る前頃から、家の中で「子ども部屋」で過ごす時間が少しずつ長くなる。子ども部屋は家の中で「身をかくす」部屋であるが、これは家の中にあって、親の目の届かない、管理の届かない場といってよい。

このような「身をかくす」場のもつ意味は何だろうか。私は「身をかくす」ことは、影響力の強い人（特に親）に対して心理的距離をもつこと——風よけをして若い芽を成長させる——であり、人に対してこころをかくし、自分をもつことにつながるのではないかと思っている。

自分の部屋というとD君を思い出す。D君と父親は、まるで一昔前の漫画「巨人の星」のような親子だった。野球部出身の父親は少年ソフトボール部の監督で、D君に厳しくバッティング・フォームを教えてきた。そのような支配的な父親に、従順に従っていたD君は父親のかなわなかった夢を実現する大切な存在であった。

中学になって自分の部屋をもらったD君は、部屋の壁紙を張り替え、机やベッドをいれた。それと同時に、外で何かに触れると自分が汚れたような気がして、自分の部屋に入る前には自分の手と身体を繰り返し洗わないと気が済まなくなった。特にそれまでD君に支配的であった父親の触れるものを汚いと言い、避けるようになったため、父親はD君に近づけなくなってしまったのである。

D君は父親に「僕の部屋に入るな。僕にあれこれ指図するのはやめてくれ」などと言うことなど、考えたこともなかった。万一そのようなことをD君が言ったとしたら、父親は烈火のごとく怒り、D君を責め、場合によっては、家庭内が戦場になったかもしれない。

汚いと感じるという症状は、もちろん意図してなされたものではないが、結果としてD君の部屋を護り父親との距離をとる働きをした。家庭内の無血革命とでもいうのだろうか。症状は一方でD君を苦しめるものであったのだが、他方でD君を護ってくれるものでもあったのだ。不思議なもので、父親がD君に託した夢をあきらめた頃、汚いと感じる症状はしだいに薄れていったのである。

症状は人を苦しめるものでもあるが、護ってくれるものでもある。護ってくれているものが大きい時ほど、症状を楽にするということには慎重にならなければならない。

話が少し横道にそれてしまったが、自分の居場所をもつということは、思春期において重要な意味を持つ。安心できる部屋をもつことは、自分をもつということにもつながるのである。

「子どものこころが見えなくなった」「子どもがわからなくなった」としばしば言われる。でも、本当にそうなのだろうか。

本来、子どもの発達や成長というものは、幼児期における「かくれんぼ」や「ババ抜き」にはじまり、思春期で秘密や隠し事がもてるようになるまで、こころの中に当の本人にさえ見えない領域が広がってゆく過程と言うことができる。

それは、大人の側から見れば、子どものこころが見えなくなる過程でもある。見えないものを補うのは想像力だが、えてして想像力はすみずみにまで届かないものだ。大人はおぼろげな自分の子ども時代をもとに、子どもを理解しようとするが、時代が変化しているときには、大人の子ども時代とは異なった成長を子どもはするものであり、「子どものこころが見えなくなった」「子どもがわからなくなった」ということは、自然に生ずる世代間隔差なのかもしれない。

つまり、時代の変化が少なかった時は、見えない・わからないものが少なかったために、何となくすべてが見えるように、わかるように思いこんでいた、ということにすぎないのかもしれない。少なくともここ一〇年余り、急速に進んでいる科学技術の進歩がこの世代間隔差を大きくしているのは疑う余地がない。ただ、わからなくても、大人になりつつある子どもを対等な存在と認め、その意見を聞くことはできるし、子どもの考えを尊重することはできる。もちろん、盲目的に意見や考えを認めるのではない。きちんと意見を聞き、考えを尊重するということであり、その上で断固として反対する場合も当然ながらある。

2 安心できる居場所

小学校五年生のE君が伯父に連れられてやってきた。仲良しの同級生からゲームを買う約束をめぐって喧嘩になり、暴力を振るわれ、以後、不登校となった。母親に登校を促されても、E君は学校に行かず、母親はしだいに熱心に登校を迫るようになった。母親は真面目で几帳面で、E君にもそうであることを求めた。

その頃より、母親に暴力を振るう、家を出るということを繰り返す。当初は近くの母の実家に行っていたが、やがて少し遠くの叔父のところに行く。そして関西の伯父のところへと、行き先はしだいに遠方となった。それだけではなく、どのようにして行ったのかを忘れており、いずれも親戚の家の近くで、「ふっと我に返り」電話を入れてきていた。

話を聞いていると、学校の友人が大挙して登校時に誘いに来るようになった頃から、家にいる時間が極度に短くなったという。そのため、母方の祖母が、学校に行くようにいくらか厳しく諭したところ、もうろうとした表情になり、包丁を手にもった。その頃には、両親も精根尽き果て、関西の伯父に最後の助けを求めた。

しかし、伯父の家でも、祖父が亡くなり祖母も気弱となって余力がなく、「もう世話できない」ということで、伯父とE君が一緒に相談にやってきた。

私は以上のような話を聞いて、「不登校の原因が何であるかは別にして、E君に安心できる居場所がないのは確かだと思う。そのために、安心できる場を求めて、家出し、遠くの親戚をたずねている。最後の場としてやってきたこの場がなくなれば、E君は、家族、親戚という身近な関係に絶望してしまうだろう。その結果、E君がどこに自分の居場所を求めるようになるか。そのことが一番心配で、危険なように思う」と答えた。だからといって、今の伯父の家も限界なのは明らかだった。

ここは、「(1)当面は学校に行かないことを保障する受け入れ体制を実家につくること、(2)そのために、両親の相談機関を確保すること、(3)その上で、もう一度、関東の家に戻ってみること」を助言した。

面接では、しばしば迅速な判断が求められる。たとえば、E君の場合、解離性健忘(自分のしたことを憶えていない)、解離性遁走(自分の知らないうちに遠くに行っている)という症状が認められたが、その背景について考えてみると、時間が経てば経つほど、周囲の大人たちが疲弊し、E君のことを考えるゆとりを失っていく可能性があった。その結果、知らず知らずのうちにE君を追いつめてしまい、症状を悪化させるという悪循環に陥ることも考えられた。

治療や援助をするときには、いつも子どもをとりまく全体状況を捉え、自身の判断を伝えた上で、全体状況がいくらかでもよい方向に向かうような、現実的で具体的な指示や助言を行う必要がある。時間をかけて面接をしているような場合ではないことも決して少なくない。

Fさんは中学校二年生の時から不食となりやせたが、途中から過食がはじまり、過食と不食を繰り返すようになった。同時に過食や間食の購入などのささいなことで母親に乱暴するようになった。過食を主訴に小児科、精神科に何回かの入院をしたがいずれも食べることをめぐってのトラブルが頻発し退院となっていた。

Fさんの家族は、祖父母、両親、Fさん、弟妹の大家族で、私が両親の面接を引き受けたときには、Fさんをどこかに再入院させることが両親と祖父母との間で検討されていた。両親はFさんを何とかしてやりたいという気持ちと、もうどうにもならないという悲観的な気持ちとの間で揺れ動き、祖父母はほとんど拒否したい気持ちになっていた。

私は、家族から自分が拒否されている、大切にされていないとFさんが感じていることが過食と家庭内の乱暴に影響していると考えた。一方、Fさんが「居間」で過食、嘔吐を繰り返していることが家族の苛立ちを強めていると考えた。また、それだけでなく家族が決定的に音をあげたのは、「居間から漂う、すえた様な吐物臭にある時から耐えられなくなった」からであった。長い間、辛抱していた臭いに、ある時から耐えられなくなる。私もその瞬間、家族のやりきれなさがわかったような気がした。

どうしたらいいのだろうか……。Fさんの身になって考えてみれば、決して安心して気持ちよく過食、嘔吐をしている訳ではあるまい。いつも、どこかで自分を責め、自己嫌悪に陥っているのだろう。きっとFさんもやりきれない思いを抱いているにちがいない。そのときふと、「安心して食べ吐きできる部屋があれば……」と思った。そこで、「家の中に、臭いが外にもれない部屋を、安心して過食、嘔吐ができる部屋をつくりませんか」と両親に提案してみた。

その時、張り詰めていた空気がふっと緩み、両親が「そうですね」と提案を受け入れてくれた。その後、家庭に帰り祖父母に話したところ、どこをFさんの部屋にするかをめぐって、「家」を中心に考える祖父母と、よりFさんの側に立ってものを考えようとする両親の間で、初めての激しい喧嘩が行われたという。その争いを長時間、ふすま越しに聞いていたFさんが、突然、自分は「祖父母が言う部屋でよい」と条件の悪い方の部屋を自ら選択した。ともあれその結果、Fさんは家に安心して過食、嘔吐ができる部屋をもつことができた。この喧嘩は両親がそろってFさんの側に立った初めてのもの。その時を境にFさんは、母親に少しずつではあるが自然な依存を示すようになり、やがて家庭内の乱暴もおさまり、アルバイトをはじめるようになった。

Fさんは、安心できる居場所をもつことの大切さを再認識させてくれた。それだけでなく、居場所をつくるために一生懸命に動いた両親にも頭が下がる思いがした。親が苦労していることが子どもにわかるときがある。同じく、子どもが苦しんでいることが親にわかるときがある。親と子がもうこれ以上やっていけないというぎりぎりのとき、親と子が互いの苦労に気づき、ふっと道が開けることがある。もちろん、いつもこのようなよい展開になる訳ではない。しかし、親には子を思う気持ちが必ずどこかにあり、子にも親を思う気持ちがどこかにある。切断された回路をつなぐ接点を一生懸命に見つける。これが援助する者に求められているものではないかと思う。

3　ひきこもりの質

ここで、長期間、ひきこもっている子どもや青年の援助について考えてみたい。まず「ひきこもりの質」について知ることから始めよう。休んではいるけれども本当の意味での休み上手ではないと前述したように、二、三年ひきこもっていても、のんびりとした時間が少しも持てていない人が少なくない。「毎日毎日が、責められるように、これじゃあいけない、明日こそ何かしなくちゃいけないと思いながら過ぎていき、気持ちだけ焦って時間が経ってしまった」と言う人が多いのである。「ゆっくりとひきこもって、のんびりしてリフレッシュできたので、少しずつ何かやってみようと思う」と言う人には出会うことがない。

周りから見るとひきこもりの期間は長く、何もしないでのんびりしているように見えるが、本人からすると、ハラハラ、ドキドキしたなんとなく落ち着かない日の連続であることが多い。

私はよくひきこもっている人に、「一日家で過ごしているときどんなふうにしているか」とたずねる。「ベッドに横になっている」と答えることが多いので、「横になっているときに身体の力は抜けているか、手足を伸ばして深々とベッドやソファーに横になってくつろいでいるか」と訊くと、「そんなことはない。いつも身体にギュウッと握りしめたように力が入っていて、のびのび寝ている感じはない」ということが多い。

ひきこもっている人が、どのように毎日を過ごしているか、具体的に教えてもらう。まずそこから出発したい。

たとえば、「誰にも遠慮しない時間と空間が持てているか、誰かに責められているような感じがないか、自分なりの楽しみがあるか、家族と話をして時には笑うようなことがあるか、テレビを見ていておもしろいと思うことがあるか、ご飯はゆっくり美味しく食べているか、気持ちよく眠れているか……」などの生活の細部をたずねる。

そうすると、いつも追われているようで緊張していて、楽しみやくつろぎの少ない毎日が浮かびあがってくることが多い。「あなたの身体は休んでいるかもしれないが、あなたの頭とこころはずっと働いていて、休んでいないと思う」と話す。その上で、私は「今すぐに外に出ようとするのではなく、ひきこもっている今を少しでもゆったりと過ごして、本当の意味で休んでみたらどうだろうか」と提案する。「ええ、これ以上、休むんですか?」と家族から驚かれることもあるが、「そうです。頭とこころを休めることが必要なのです」と説明する。「身体の力を抜いて手足を伸ばしてベッドに横になりのんびりしよう。まずはそこからスタートしよう」と話す。くつろいだひきこもりの勧めとでもいうのだろうか。

子どもに何か問題が起こると、お父さんお母さんも閉じこもってしまいやすい。子どもが学校に行かない、家庭で荒れている、精神的な病気になっているなどがあると、子どもだけでなくお父さんお母さんもこもるようになり、友だち付き合いをやめたり、趣味をやめたりして、家にこもるようになりやすい。お父さんお母さんの人間関係が狭くなり、家庭の生活自体が狭くなり、外に対して閉じられたものになりやすい。

私は家庭全体が閉じこもってしまうことは、子どもに決してプラスにはならないと考えている。「もちろん子どものことは大事だし、できるだけのことをしていこうという気持ちはとても大切なのだけれど、子どもを心配することはあくまでも家庭生活の一部であって、決して家庭生活の全部にならないように。家庭の風通しを良くして、ご両親もほどほどに自分の好きなことをしてください」と話す。友だち付き合いを再開してもらったり、友だちに家に遊びに来てお茶を飲んでもらったり、人との交流を大切にしてもらうようにしている。

家庭内暴力の子どもの中には、おじいちゃんおばあちゃんが家に遊びに来た時、ピタッと凪が凪いだように家庭内暴力が鎮まることがある。

いずれにしても、お父さんお母さんが子どものために自分や生活を犠牲にすることは、子どもにあまりプラスではないことが多い。子どもは自分のためにお父さんお母さんが何かを犠牲にしていると思うと、親に二重に迷惑や負担をかけているという気持ちになる。お父さんお母さんが比較的自由に振る舞うことの方が、子どもは気持ちが和らぎ、迷惑をかけているという気持ちにならずに済むことが多い。また、お父さんお母さんも少し力を抜くことで、子どもに対して息の長い応援ができるように思う。

同時に、教師や保健師などの関係者が、子どもたちに「心配しているよ」というサインを送ることも大切である。子どもたちがひきこもった時、たとえば心配した教師は家庭訪問を始める。しかし、子どもに会えるときもあるが、会えないことも多い。家庭訪問に行って、当の子どもに会えず、親にだけ会って話すことが続いた時、自分のやっていることは意味がないのではないか、という気持ちになりやすい。

しかし、子どもは教師が帰っていった後に、親に「今日、先生なんて言ってたの?」とたずねることが多い。子どもは会って話をすることはできなくても、教師が家に来てくれているということは、決して嫌なことではなく、むしろいくらか、うれしいことである場合が多い。教師の家庭訪問がなくなったとき、ある子どもが「先生、学校からついに縁を切られました」と淋しそうに言った言葉が忘れられない。

子どもがひきこもっているところに土足でずかずかと入っていくのは、子どもの世界を脅かし「いつ人が入ってくるかわからない」とびくびくした状態となるので、避けなければならない。しかし、いくらか控えめに、定期的に、息長く「心配しているよ」というサインを送り続けることは大切である。子どもは、あるとき、ふとそのサインに気づき、自分は決して一人ではないということを知る。その時のために、サインを送り続けることは意味のあることである。誰も心配してくれていない状況の中で、子どもだけが元気になることは難しい。押し付けがましくないサインこそが、実は子どもがふと考えや気持ちを変える契機となるのではないかと思う。

大人は即効性のある援助を考えやすいが、二、三年先に向けて種を蒔くような援助が、実は大切なのではないだろうか。

4　動きながら考える

私はひきこもっている青年には「動きながら考える」ことを勧める。

小学校高学年五、六年生ぐらいになると、それまでは、ぼんやりとしていた自分のイメージや人生に対するイメージなどがくっきりしてくる。それは、抽象的思考や推測力など考える力が伸びてくることによるが、それだけでなく学童期の体験の質が影響してくることは前述したとおりである。

いずれにしても、思春期の子どもは生まれてからたかだか十数年の人生であり、その経験の幅も種類も、家庭と学校、塾、スポーツクラブなどの、限られた範囲でのものである。ひきこもっている子どもたちは、その限られた人生経験を元に自分の将来を考えていく。そして、多くの子どもたちが、自分と自分の将来をめぐって悲観的な結論に至ることが多い。

自分はこのまま生きていてもどうせよいことはない、自分の人生にはこれから楽しいことは起こらない、何も楽しみはないしよいこともない、自分は生きている意味がない、などと、自分の人生を、否定的に悲観的に結論づけてしまう。それまでの十数年間の人生、十数年間といっても覚えているのは三―四歳ぐらいからの記憶だから、たかだか一〇年の人生経験で、これからの自分の人生に対して結論を出してしまう。

自分はこれまで人付き合いがずっと苦手だったから、これから将来も社会に出て行くことはできないと、自分なりの結論を出していたり、何をやっても上手くいかないと思い込んで家にひきこもっていたりする人が少なくない。

思春期でひきこもりがちな青年には、ごく平凡なことなのであるが、いろいろなことを経験することが大切ではないかと思う。まずは、いろいろな人生経験をして、その経験から自分のこと、将来のことを考えていく。じっと考えていたら、考えはしばしば堂々巡りになり、めったによい考えなどは出てはこず、否定的、悲観的な考えが強固になっていくことが多い。そんな時には、動きながら、つまりいろいろなことを経験しながら考えることが大事であると、私は考えている。

このことは周囲の大人の誰でもが思うことだろう。長い間、家にいて、自分の人生を悲観的に考えて「自分の人生はダメだ。生きていく意味がない。人生によいことはない。自分は何をやっても成功しない」などと言うのを聞くと、「ああでもないこうでもないと言ってばかりいないで、少しは何かをやってみたら」と思う大人は多い。「長く家の中にいるからそのように思うのだ。もっといろんなことを経験すれば考えも変わるよ」と助言する大人は決して少なくないと思う。

必死の思いで家から出て相談機関に来てまで、同じようなアドバイスをされたのでは、「また、同じことか」と思ってしまう。そこから、急に青年が変わり始めるとは考えにくい。私は、「動きながら、やりながら考える」とか「経験しながら」というようなことは、「言うは易く行うは難し」なので、そのような抽象的な「空論」は避け、なるべく実行可能で、現実的、具体的な提案をして、実質的に動きながら考えることができるようにとこころがけている。

中学校三年間学校に行かなかったG君が、あるとき「インターネットで調べてみると、この周りで、いくつか自分に合いそうな学校がある。自分は、中学校はまったく行かずに卒業したけれど、自分には将来の夢があるので、どうしても高校卒業資格が取りたい」と言ってきた。そして、「ここにあるいくつかの高校の中でどれがいいと思うか」と私にたずねたのである。G君がインターネットからプリントアウトしてきているのを見ると、それぞれが独自の教育方針を持つユニークな高校であった。

私は「インターネットは便利だねえ。学校教員の人数、生徒数、教育方針、校舎などいろいろなことを知ることができるじゃないか。けれど、インターネットのホームページでは実際の学校の雰囲気というものはわからない。雰囲気を知るには、一度見学でよいから学校に行き、実地調査してみたらどうだろうか。教育理念がわかっても、君がそこで三年間を過ごせるかどうかは、学校の雰囲気が一番だから。一日参観のような形でいいから、できれば授業参観、いやそれが無理なら学校の中に入ってみるだけでもいい、雰囲気を調査してみよう」と話した。すると、「いやあ、それはできません。そんなことができるなら、三年間も中学校を休んでいませんよ」とG君は答えた。

確かにそうだと思い、「それなら学校には入らなくてもいいから、学校の門の所まで行くことはできるかな」とたずねると、それはできると言うので、「じゃあ門の近くでしばらく学校を眺めて、授業時間と休み時間の雰囲気を見てみることはできるかな?」とたずねた。「それならできる。学校の中に入るというのはダメだけど、近くから見てみることはできる」と言うことだった。「休み時間に学校からどんな声が聞こえてくるか、先生の声とか遊んでいる生徒たちの声とか、どんな雰囲気かみてみよう。それが学校を決める参考になるかもしれない」と話した。

しばらくして、G君は高校を見てきた。行ってみると、確かにインターネットで見たのとは違う。この学校はこんな感じ、あの学校はあんな感じと話した。それでそれぞれ学校に順番をつけて考えてみたが、「やっぱり、まだ早いような気がする」と言って、行くのはやめた。調べたけれど、高校には行かなかった。

しかし、それから数ヶ月経って、今度は「喫茶店でアルバイトをしてみたい」と言い出した。そして、ある求人広告をもってきて見せてくれた。私はその求人広告を見てG君にアドバイスした。

「求人広告には時給はいくらとかいろいろな条件が書いてある。でも、アルバイトができるかどうかは、もちろん君の努力もあるけれど、アルバイト先の雰囲気が大事。どんな人がいて、どんなふうに働いているかが大事だ。だから雰囲気を知らないといけない。そのためには、一人でもいいし、誰かと一緒でもいいけど、その喫茶店に行ってお茶を一杯飲んできてごらん。皆がどんなふうに働いているか、その奥の方から漏れ聞こえてくる声とかの感じはどうか、自分のところに運んできてくれる人の雰囲気はどうか、そしてコーヒーの味はどうか、というような店の雰囲気を調べてみたらどうか」と話した。

するとしばらくして、喫茶店に行き、「コーヒーの味はよかったけど、お店の人の対応がちょっと冷たいような気がした」という感想を述べ、「そこの店の雰囲気は自分に合わないような気がする」と言って行くのをやめた。

そのようなことを繰り返しているうちに、自分で何かを考えては私に提案し、それを調査し、報告し、一緒に考えて、自分で決めるということが何となく当たり前になった。一年ぐらいはどこにも就職もしなかったし高校にも行かなかったけれど、そのうちに調査の帰りは本屋さんに立ち寄ったり、ちょっとした自分の服を買いに行ったりするようになっていた。

私は、これを調査活動と呼んでいる。ひきこもっている人に何かすることを勧めるよりも、まず調査することを勧めるのである。調査することが、ひきこもりの人たちが動き始めるきっかけとなることがある。調査をしているうちに、しだいに外に出ることができるようになる。

調査するということは、言葉を換えれば観察する、しっかりと見るということでもある。私は何かをする前に、しっかりと世の中を見ることが大事ではないかと思う。世の中とは一体どういうところなのか。どんな人がいて、どんなものがあり、どんなことが起こっているのかをよく見ることが大事ではないかと思うのである。

外に出ると人に見られているような気がするという青年には、「デパートかスーパーに行って、自分が人から見られにくいベンチでも探し、そこから買い物をしている人をよく見てごらん」と話す。「見られている」と気にしているが、それはあくまで、漠然とした「感じ」であり、自分の方からしっかり見てみると、意外に人はそれぞれが別々の方向を見ているのに気づくことがある。自分のことを笑っているという時でさえ、よく観察してみると、まったく関係ないことで笑っているのに気づくことがある。

自分の方から見ようとすることは、見られているという受動的な姿勢から、少し積極的な能動的な姿勢に変わることでもある。あるしんどい状況の中で思考が堂々巡りしてはまりこんでいく状態から、いくらか抜け出すきっかけになると言ってもよいかもしれない。

少し話題がそれるが、「社会に出たら、もっと大変なんだ。学校くらい行けないでどうする」と不登校やひきこもりの子どもはよく大人から説教される。しかしある時期から、「本当にそうなのだろうか」と思うようになった。改めて考えてみると、朝から夕方まで三、四〇人の子どもたちが、同じ教室で過ごす、という状況はかなり特殊である。しかも一部の学校にはまだ制服があり、いっせいに同じ服を着た子どもたちが移動していく姿は、ふと異様にさえ感じることがある。

「家から学校に行きそして社会にでる。家よりも学校が、学校よりも社会がより人間関係が難しいと思うでしょう。でも、僕は違うと思う。君の行っている学校は、実は人生で一番に人間関係が難しいところかもしれない。だって、四〇人の人が朝から夕方まで一緒にいる職場なんてあまりないよ。職場だったら、好きなときにトイレにも行けるし、有給休暇というものもあるしね。それに、人と接するのが嫌だったら、あまり人と関わらない仕事もたくさんある。社会は広いからね。だから、人間関係で一番苦しむところは、実は学校かもしれないんだよ」と私はよく話す。

学校しか知らなかった時には気づかなかったが、今、振り返ると自分自身の場合でもそう思うし、今の学校でもそのように思うことが少なくない。私たちは余りにも単純に、子どもの社会性の発展を、「家庭→学校→大人社会」と考えてはいないだろうか。難しさから言ったら、順位をつけられないように思う。教室でよい対人関係をもてず、その上に授業も充分に理解できないとしたら、教室は子どもにとって苦痛な時間をただ耐えるだけの場所になってしまう。耐えることで何が得られ、何が養われるかということは別の問題であるが。

そのような学校を変えてきたのが、実は不登校や注意欠陥／多動性障害（ＡＤＨＤ）などと呼ばれる子どもたちではないだろうか。

学校は、不登校の子どもたちが増えたことによって、その形を変えざるをえなくなった。不登校の子どもが少数であった時は子どもや家庭に原因が求められたこともあったが、子どもの数が急速に増加することによって、主たる原因が子どもや家庭を超えたものにあるということが自ずと明らかになった。

その結果、単位制の学校やスクールカウンセラー制度などをはじめとして、学校は従来の画一的なものから、より多様なものへ、子どものニーズに合わせたものへと形を少しずつ変えてきているように思う。繰り返しになるが、学校を変えたのは子どもたちである。子どもたちが自覚的に学校を変えたわけではないが、既成の学校には子どもたちが納まりきらないことを身をもって示したのではないだろうか。

不登校の数を減らす特効薬と言えば、学校、教室以外にさまざまな場所（中には家庭も含めて）をつくり、そこに行くことをすべて登校とみなすようにすれば（現実にもいくらかその方向に進みつつある）、数の上では不登校はなくなるはずである。そのような学校の変化がプラスになる子どもも多いだろう。しかし、いくらか疑問が残る。子どもたちに合った場を探し、つくることはよい。ただ、集団に入っていくことと個としての自由を確保することとの間に、ある種の緊張または歩み寄りとでもいうべきものがなくなったとき、教育というものは実体を失ってしまうのではないかと思うのであ

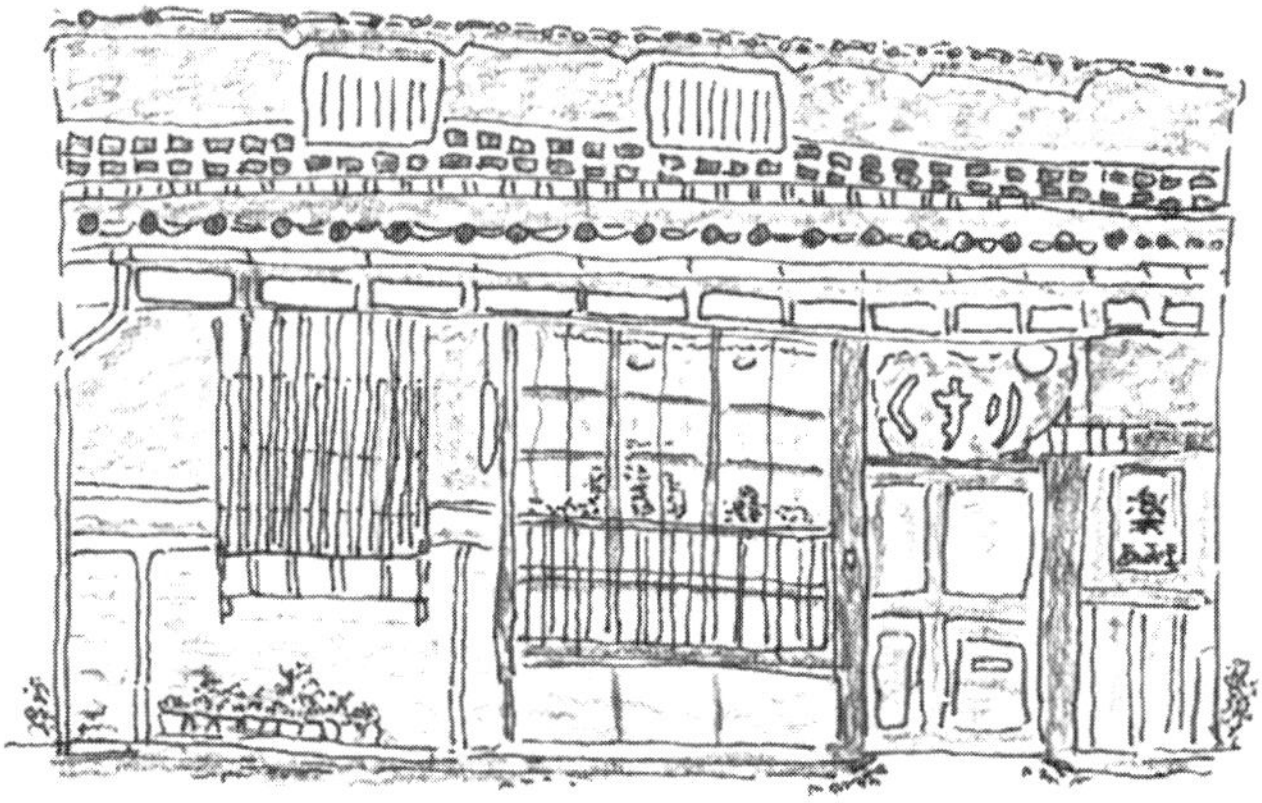

薬屋さん

る。少なくとも人間性に関わる教育は。

社会現象としてのひきこもりがなくなることも可能である。多くの人が自宅で仕事を行う時代がくれば、少なくともみんなが、形としてはひきこもった状態となり、それが普通になる。ひきこもって生活や仕事をするのが普通になると、現象としてのひきこもりはなくなってしまう。実際、ＳＯＨＯ（small office home office）というＩＴを駆使する自宅での仕事形態や、在宅勤務制度の導入など、時代は確実にその方向へ向かっているように思う。より人間関係の希薄な方向へと……。そこには、人にとって人間関係とは何かという根源的な問題が控えているのだが。

話を元にもどそう。動きながら考えるということには、もう一つある。私たちは子どもたちが何かをする、動くということを考えるとき、まずは学校に行く、アルバイトを始めるなどの生産的なことをして、勉強をしてお金を稼いでから、自分の好きなことをすればいいと考えやすい。

その考え方は逆転した方がよいと思う。勉強するとか仕事をするというような生産的なことよりも、どちらかというと遊ぶ、小遣いで自分の好きな服を買いファッションを楽しむ、お化粧をする、好きな本や音楽ＣＤの買い物をする、などを始めることが、ひきこもりからの第一歩ではないかと思う。ひきこもって何もしていない青年が急に仕事でお金を稼ぐというのはたいへんだけれど、自分の小遣いで遊ぶとか好きなものを買うということであればできることがある。

「働かざる者、食うべからず」、働かない者が遊ぶなんてもっての外、と考えるのではなく、小遣いの範囲で遣り繰りして遊ぶことができるようになり、その次に初めて働いたり勉強したりできるようになると考えてもいいのではないか。

私は、小遣いは学校に行っている時と変わらず同じだけあげてくださいと話す。実際、本人が小遣いを有意義に使えるようになる頃には、外に出られるようになっていることが多いように思う。最初から働いたり勉強したりするよりも、自分で小遣いをきちんと使って遊べるようになることの方が結局は近道であるように思う。

服装とかファッションなどに興味を持つようになるだけでもずいぶん違う。たとえばファッションに無関心でむさ苦しくしているよりも、少しでもかっこ良く、年齢相応の流行っている服を着たいとか、ちょっとお化粧してみたいと思うことの方がふつうである。学校に行ってないし仕事もしていないのに、服装や化粧だけはかっこよくしていて「けしからん」と短い目で見ないでほしい。そういうことが外に出る準備なのだと思う。

という訳で、ひきこもりの人の援助を考える時は、考え方の順序を逆にする必要があると思う。仕事や勉強よりも、おしゃれや遊びなどにお金を使えるほうが先。あるいは、仕事や勉強するよりも、まず町をしっかり見ること、調査をすることの方が先なのである。

長く治療を担当している統合失調症の患者さんが、ふと、よくなる時がある。診療内容が特に変わったわけではないのに、患者さんが元気になる。たずねてみると、親が病気になったなどの、さまざまな事情で、患者さんに、親の介護などの役が回ってくる。やむをえない事情で役割や仕事をせざるを得なくなる、ということが時に（いつもではない）患者さんを大きく変えることがある。

表情が生き生きしてくる患者さんを見ていると、自分が人の役に立っているという感覚はとても大事なものだと思う。患者さんの多くが、普通に働き、普通に生きたいと切望しているのも痛いように感じる。働いて自分で生活すること、人の役に立つことは大切である。

長くひきこもっている青年と話していると、彼らが普通に働き、普通に生活したいとこころから願っているのを感じる。だから、彼らが、現実に働くということをいかに応援するかは大切である。百のカウンセリングよりもひとつの仕事体験を、とさえ思う。青年を変えるのは、言葉ではなく、体験だと思う。働くことをいかに援助するかが今後の大事な課題であると思う。

ただ、統合失調症の患者さんや、ひきこもりの青年を苦しめているのも、実はこの働くことへの圧力なのではないかと思うことがある。働いて一人前になることへの焦りが、しばしば統合失調症の再発の契機になる。ひきこもりの人を苦しめるのも、仕事を得て働くということへの焦りなのである。

働くということは諸刃の剣である。生かすようにも、苦しめるようにも働く。時々、働くということへの圧力の弱かった時代を、又は過酷であっても管理されることなく自分のペースでする仕事があった時代を私は夢想する。統合失調症の患者さんは、もっと穏やかに日々を送ることができたのではないか。しばしば働くことが刺激となり、無理と焦りのなかで苦しみを強めているのではないかと思うのである。

第7章

ネット上の居場所

1　ケータイのパワー

ケータイの威力を知ったのは、ケータイが普及しはじめた十数年前であった。ケータイを持っていない人のほうがはるかに多かった時代。もちろん私も持っていなかった。外にいるときにパニック発作が起こったらどうしようという恐怖のために外に出ることができなかったパニック障害の男性が、あるときから突然に改善しはじめた。何と一番恐いことであった電車に乗って、外来にやってくるようになった。それまでは、電車に乗っているときに発作が起きたら、すぐに病院に助けを求めることができない、というのが一番の恐怖で電車に乗れなかった。パニック障害は、発作が起きたらどうしようという恐怖心のために、しばしば外出恐怖や閉所恐怖に発展しやすい。

彼は、そのとき普及しはじめたケータイに注目した。これならいつでも連絡がとれる。彼は、電車に乗っている間、ずっと妻に電話をし続けた。自分の身体の具合、窓の外の風景、たわいのないこと、とにかく彼は話し続けた。その結果、彼は電車に乗っている時間をなんとか電話に集中することによってやり過ごすことができるようになった。電車を利用できるようになったことが自信となって、改善にむかったのである。現在ならマナーの悪い乗客として許されないし、彼自身もマナーを大切にする人であったので、電車の中で話をするという発想は受け入れなかったであろう。しかし、ケータイが普及しはじめた当初、電車の中で、ケータイで話すことはいくらか羨望の眼差しで見られることでもあり、カッコイイことでもあった。そのような幸運に恵まれてか、彼はケータイに助けられて治っていったのである。

パニック発作のつらいところは、パニック発作がまた起きるのではないかということを思い出すことによって不安になり、しばしば再発することにある。発作から違うものに注意を向ける。それがパニック発作と縁を切る肝心なところなのであるが、彼は見事にケータイを利用して注意を外に向けることに成功した。

ケータイは武器になる。そのときは本当にそう感じた。声を出して電話をしなくても、ケータイのメールで切り抜ける人は今でも少なくない。正月に「おめでとうメール」がたくさん届き、それがうれしくて、しばらくの不登校から登校に踏み出した子どももいた。

私自身は、生まれ育った場所ではないところで日々の暮らしを送っている。そういう意味では地域からの支えの比較的薄い環境で生活してきたと言える。地縁血縁が少なく友人たちも仕事を持ち、行動範囲も広い核家族や共働きのカップルにとって、ケータイは家族を繋ぐ重要な絆である。遠方の家族を瞬時に繋いでくれ、何よりも安否を確認できるケータイがどれだけ安心させてくれたことか。子どもにも年老いた両親にもケータイを持たせ、安全を確認する。瞬時に人を繋ぐケータイは、時間的、空間的距離を超えることを可能にし、情報の伝達を早くしたというだけでなく、少なくともいくらか安全を高め、家族の会話を造り出しているように思う。

2　ケータイのデメリット

ケータイによる恩恵は計り知れないものがあり、影響が大きいだけにデメリットと思われるものも少なからずある。少なくとも子どもたち、青年たちの関係を大きく変えてしまった。ケータイによって、子どもたちの間にはまさに無数の目に見えない関係が網の目のように張り巡らされ、子どもたちは瞬時にメッセージを送り、受け取ることができるようになった。それは、子どもたちの孤独を解消し、連帯感を強めているようにも見える。

しかし、いつも人に繋がっていないと安心できないという点から見れば、それはある種の孤独恐怖とでもいうものを生み出し、離れていても強く結ばれているという古典的信頼感は消え去る感がある。かつて誰もがもっていた一人であることの当たり前さが、一人になることへの恐怖に変化してきているようにも感じるのである。

本来、朝、一人目覚め、家族と朝食を食べ、学校や仕事という集団に入り、夜になると家族と夕食をともにし、そして一人になって眠る。人の一日というものは、人の一生を縮尺したようなところがある。そういう意味では、夜、特に眠る前は、孤独を感じる時間である。その孤独はやがてくる老いや死に通じるものでもあるだろう。その孤独を充分に味わうことが、人と出会うことの幸せ、出会いの一回性を知る契機にもなるように思うのだが……。この孤独を味わう機会をケータイは奪ってしまうように思う。

手紙を書き返事が来るにはある程度の時間が必要であった。特に、恋文は、書くのに時間がかかったし、書き損じたり、字が気に入らなかったりすると、何枚も何枚も書きなおし、手紙を出したら、届くのに何日、相手が書くのに何日、その手紙が届くのが何日……、などと計算し、やってくる郵便を待つ、というのが、恋愛の定式のようなものであったと思う。その間は、誰でも返事を待たなければならなかった。

この「待つ」という時間が大切なもののように思う。白か黒かはっきりしない曖昧な時間を待つ。これが早急に結論のでない曖昧な悩みを、こころの中に抱く力を育んでいたのではないか。ある若者は、ケータイのメールに五分以内に返事が返らなかったら、嫌われているのではないかと思うという。即レス。そこに、待つというプロセスはない。情報機器が発達すればするほど、情報は速やかに確実に伝達される。その中で、不便であったからこそ養われていたものは確実に減る。待つ力とでもいうべきものは、今の世の中では必要がないのか、それとも養う手段がないだけなのであろうか。

3 ネット上の居場所

ネット上には多くの掲示板や相談コーナーが設けられ、気楽に相談できる工夫がしてある。一対一の相談から、同時に何名かで話し合うようなものまで、幅広い選択肢がある。顔を見せず匿名で利用できることは、少なくとも集団に入りにくい青年や対人緊張を抱きやすい青年には、大きな利点となるであろう。面と向かって話しているとき以上に、自身の内面を表出できる可能性もある。ネット上の相談は、電話相談と較べて、声も聞かれることがない、手紙による相談と較べても、筆跡や筆圧など見られることがないし、便箋を用意したりする煩わしさがない。

それだけではなく、自分と似たような悩みを持っている人がいることを知る、あるいは、自分と似たような悩みを持っていた人がそれからいかにして抜け出したかを知る、ということは、悩みを抱く子どもに、自分の悩みが解決可能なのだと実感させ、本当の意味での励ましを与えるであろう。悩んでいるのは自分一人ではないと知ることが子どもに与えるよい意味での影響は、大人の想像をはるかに上回っている。

また、それまで現実世界の中に居場所をもてなかった青年たちにとっては、特別な目的はなくとも、ネット上で同年輩の青年たちと「他愛のないおしゃべりを楽しむ」場をもつことは、子どもたちの新しい形の「居場所」と考えてもよいと思う。その中で子どもたちの孤独や傷つくことへの恐怖が少しずつ癒されていくことも少なくないであろう。一時代前には、学校や町の一角に自分たちの居場所を見出していた子どもが、現代ではネット上に安心できる居場所を見出している。

このように、ネットの中での書き込みややりとりがさまざまなプラスの可能性を秘めているとしても、一方で、歯止めのない乱暴なやりとりや争いが、ネット上で果てしなく続けられたり、自傷や自殺などをテーマにした掲示板に多くの青年が引き込まれていったりというマイナスがあるのも事実である。

ネット上の相談では、自分という存在の「身体性」を可能な限り消すことができ、身体を持たない「透明人間」となることを可能にする。そこに表れるのは文字のみであり、文字により伝えられる

「こころ」である。だから、そこにはもっとも純化された、文字による、先入観にとらわれない心理療法の可能性があると考えてもよいかもしれない。極めて困難で実際には機能しにくいとは思うが……。

というのは対面した心理的援助では、言葉として表現されるものに、声の大きさ、強弱や語調やイントネーションが付け加えられ、更に、表情や身振り、態度などの非言語的な要素が加わり、言葉としての意味をさまざまな形で修飾する。しばしば、言語的メッセージと非言語的メッセージは乖離し、矛盾したメッセージを送る。極端な場合には、二重拘束（まったく反対のメッセージが送られること。たとえば、言葉では「おいで」と言い、態度では拒絶するというようなもの）に至ることさえある。また、わが国の文化である本音と建て前の二重構造は、言語的メッセージに建て前を、非言語的メッセージに本音を託しやすい。対面した心理療法では、言語的メッセージと非言語的メッセージをいかに正確に読みとり、いかに全体としてのメッセージを理解するかが重要なポイントになる。

これは、たとえば、対面していれば、治療者の言葉にクライエントが「はい」と答えたとき、それが、本当は納得していないのだが渋々「はい」と言っているのか、少し迷いながら「はい」と言っているのか、こころから納得して「はい」と言っているのかがわかるということである。すなわち、対面した心理的援助は、言葉を介して行われているように考えられがちであるが、それは常に、もう一方の非言語的メッセージを確認しながら行っているのである。

それに対して、ネット上の言語的メッセージのみで成立する対話では、たとえば「はい」は「はい」でしかなく、それにもう少し意味を加えようとすると、更に言語で補わなければならない。ということは、普段の対話よりも、より意識して、非言語的メッセージを言語で伝える必要があるのだが、本来、非言語的メッセージはあまり本人に意識されているものではなく、それをすべて言葉で伝えることは不可能である。その結果、ネット上の対話では、普段の対話よりもやりとりするメッセージが極めて限られたものとなりやすい。特に、事実や具体的なものを伝えるのにはよいが、曖昧なものを伝えることが難しいように思う。

たとえば、クライエントが電話で消え入りそうな声で「死にたい」と訴える時、クライエントの声の強さや語調でクライエントの切実さや余力を必死に読みとろうとする。反対に自分の言葉がクライエントにどのように伝わったのか、クライエントの返事の強さや語調などで必死に読みとろうとする。そして思わず受話器を力をこめて握り、電話線を引っ張ってクライエントをたぐりよせようという気持ちになったりする。そんなときは、死にたい理由を聞くことも、生きる意味について話すことも事態をよけいに混乱させてしまう。極めて具体的な事項、明日の何時に必ず会おうというような具体的な約束だけが何よりも確かなものとなる。非言語的メッセージがいくらか残されている電話でさえ、私には薄氷を踏む思いがする。

対面した心理的援助はライブのジャズ・セッションのようなもので、話した言葉は相手のこころの奥底に、あるいは宙に吸い込まれ消えていく。それでも、自身の言葉がクライエントのこころの中に少し残っているだろうか、又どのように残っているのか、どこか祈るような気持ちでクライエントと別れる。そういう意味では、文字が画面に何度も再生できるやりとりは、初めて書き込んだ時と異なる気持ちの時にも読むことがあるという意味では恐いと思う。私は、画面上の言葉が、クライエントのこころの中で不意に爆発するのではないかと懸念する。ライブの一回性というかけがえのなさによる効果というものもあるように思っている。

更にもう一つの問題がある。私たちはしばしば現実の対話の中では、無意識のうちに、それぞれの言葉の定義や背景を照合している。一例をあげれば、「カウンセリング」の意味について、カウンセラーは「共に治す」という共同作業をイメージしているのに対して、クライエントは「先生に、治してもらう」とイメージしていることがある。このように言葉の定義や背景の照合をせずに対話を続けていると、言葉のやりとりを行えば行うほどそれぞれが抱くイメージが異なっていく可能性がある。

インターネット上で特に照合しにくいのが、この言葉の定義や背景などである。文字は送り手の定義や背景とは異なった、受け手の定義や背景の中で意味が与えられたり、読みとられたりしていく。そのため、しばしば送り手の意図が、受け手に異なって読みとられるということが生じるのである。再びジャズ・セッションにたとえれば、聞き手にはメロディーを追っている人もいれば、ハーモニーを楽しんでいる人もいるし、サックスやピアノといった特定の楽器に注目している人もいる。受け取り手はさまざまなのである。

インターネットは情報を得る手段として、また、出会いの場として、また、相談の場として、これからもさまざまな可能性を秘めているように思う。しかし、現段階では、前述したように、特に相談の場としては、利点と同時に限界があるように思う。まずは、抜き差しならない程ではない初期段階での情報収集や軽い相談に有用ではなかろうか。

インターネットや情報ツールの発達によって、コミュニケーションの媒体は増え、新たなコミュニケーションの可能性が開けてきている。実際には、人のコミュニケーションの媒体という手段の変化だけでなく質も変化してきているようにも思う。本書を記した前提として、そもそも、「人は向かい合って話をするものである」という漠然としたイメージがあった。心理療法やカウンセリングも、向かい合った直接の人間関係を種々の理由で避ける人が、向かい合った人間関係をもてるようになるという方向で考えている。

しかし、そのように単純に考えないで、ネット上でのコミュニケーションは目的や状況に応じては重要な意味を持つと考えたとき、ネット上の相談が有用な心理的援助となりうるように思う。それは、対面した心理的援助よりも、言葉というものに更に細やかな配慮を必要とし、同時に言葉を受けとる人への想像力を必要とする。非言語のメッセージで補うものがない分、相互理解はより難しくなるに違いない。

インターネット上の無料公開の電子図書館、「青空文庫」呼びかけ人の富田倫生氏は「どんなに狭く、貧しい体験に思えても、誰のものでもない自分自身の言葉は、網目構造のなかに置く意味がある」と記した上で、「彼ら（さまざまな苦しみをもった青年たち、文責、青木）の抱え込んだその特殊性こそが、インターネットという空間では彼らの言葉を光らせ、独自の社交の出発点となる可能性をもっている」と述べる。インターネットが青年のひとつの居場所となり、相談の場となるのは時代の流れでもあり、必然でもあろう。ただしインターネットからできる限り多くのプラスを引き出し、そしてできる限りマイナスを減らす工夫と努力が厳しく求められているのだと思う。

第8章

ミルトン・エリクソンへの旅

1　エリクソンと私

「先生がなさってきたことは、障害から得られたものなんですね」と問われた時、エリクソンは「それは障害というのでしょうか、それとも財産というのでしょうか」と答えたという。

私が最初にミルトン・エリクソン（一九〇一―一九八〇）に出会ったのは、若い同僚が「魅力的な臨床家がいますよ」と目を輝かせながら、自分の読んだ本の感想を述べた時だった。私は、心理療法とは平凡なことをていねいにこつこつやっていく地道なものと考えていたので（今でも基本的にはそう考えているのだが）、一見、派手であっという間に人が変わるような印象を与えるエリクソンの心理療法には、その時はそれ程にはひかれなかった。

しかし、彼が、生涯、さまざまな病いとともに生き、それが臨床に深く関わっていることを知った時、自分の病気や障害を「財産」と語るエリクソンについてもっと知りたいと思うようになった。

私が医学部を卒業する際「精神科医になろうと思う」と母に話したら、「おまえに精神科医が務まるのかねえ……」といくらか当惑した表情で答えた。そして、昔を思い出すように「おまえは、小さい頃は何も言葉を話さない子どもだったよね。四歳のときに、幼稚園の先生に勧められて、児童相談所に行ったけど、いろいろとテストをされて、人の話していることはわかっているようだから、様子をみましょうと言われたよね」と話し出した。

そのときの、母と手をつないで児童相談所に行く道中と、なんとなく悲しく淋しい雰囲気をうっすらと思い出したような気がした。とてもぼんやりとした記憶であった。

私は児童青年精神医学・福祉の領域に、まず患者としてその門をくぐった。児童相談所の先生の予想どおり、私はそれから少しずつ言葉を話し始めたらしく、幼稚園にも少しずつ馴染んでいったようだ。しかし子どもが急に変わるというものでもなく、小学校、中学校、高校と私は決して話上手ではなく、口下手で寡黙な子どもであった。

だから、「精神科医って、話をしないといけない仕事じゃないの？」と母は心配したようなのだ。なるほどとは思ったが、結局、精神科医になった。

私は、三年間幼稚園に行ったことになっているが、最初の一年はほとんど行っていない。母親に連れられて幼稚園に行っても、幼稚園の門をくぐることができず、いつも泣いて母親にしがみつき、一緒に帰っていた記憶がある。原爆で病弱であった父親が自転車に私を乗せ、幼稚園に連れて行ってくれた記憶もあるので、父親も何とかしなければと思ったのだろう。幼稚園の門が閉まり、母親がしだいに遠くなっていく場面がうっすらと記憶に残っている。

それだけでなく、母によると私は親を心配にさせる相当な不器用だったようだ。はさみがうまく使えず、きちんとまっすぐに切ることはできなかったし、幼稚園の切り絵や貼り絵も、群を抜いて下手だった。几帳面だった母親が残してくれている幼稚園時代の切り絵や貼り絵を見ると、確かにこれは下手だと思わずうなってしまう。

過去の話だけではない。今でも私には明らかにドジなところ（問題）がある。それはある時、妻に指摘されて気づいたことなのだが、食事の際に、私は自分から見えない部分のご飯やおかずを残していることがしょっちゅうある。たとえば小鉢に料理が入っているとすると、私の視線の届かない私の側の底に少し料理が残っている。お茶碗に少しご飯が残っていることもある。

妻は私が食べ終わっていないと思い、食べ終わるのを待っていたようだったが、ある時、私がまったく気づいていないことを知り驚いた。それ以後はさりげなく「もうおなか一杯？」とたずねたり抹茶茶碗のようにくるりと回してくれる。広汎性発達障害の説明でしばしば用いられる「見えないものに対する想像力の欠如」という言葉が頭に浮かぶが、私の場合は見事に料理が残る。何らかの認知の障害があると言われても仕方がない。

私には脊柱側湾という身体の問題もあり、小学校三年生の頃より、さまざまな病院や民間治療をたずねた。小学校の三、四年生の頃には昼間は硬い金属でできたコルセットで身体を固め、夜は石膏のようなものでできた矯正具の中で眠っていた。硬い金属でできたコルセットは頑丈で、友人のパンチを受けてもびくともせず、鉄人28号などと自称していたが、言葉どおりの意味で鋳型にはめられていた時期だった。とても窮屈な思いをしたが、実のある効果はなかった。民間治療は鍼、灸、ヨガ、整体など幅広く体験したが、これらもいずれも効果はなかった。

しかし、さまざまな治療者とそして多くの病んでいる人たちに同朋として出会った体験は、今も私のこころに肥やしのように残っている。脊椎カリエスで入院している子どもと同じ部屋で石膏の鋳型をとることになり、そのとき互いに励ましあったことが忘れられない。病院に行くということは、医師にとっては毎日のことであっても、患者にとっては特別な一日であるという、どうしようもない溝のようなものも実感した。それは、逆に今の私にとっては、毎日の自戒の思いでもある。

時々、当時の体験を思い出すことがある。ある民間治療では高校時代に一ヶ月間の合宿治療を体験し、一つの集団が一人のカリスマ的な指導者によって運営される時、いかに参加者の思考力や客観的な観察力が奪われるか、身をもって体験した。

閉鎖された集団の中では、その中での評価や位置が個々のこころの多くを占め、その集団を超えた広い世界の中で自分を定位することができなくなる。閉鎖された集団を理念や正義というようなものが支えていると、集団は健康な批判力を失い、カリスマ的指導者やミニ権力者に向かって、序列化と競争と権力闘争がはじまる。集団は閉鎖したときから、ある種の変容と先鋭化をはじめる。

家族や地域という世界も、宗教や政治という世界も同様だし、医学や心理学の世界も同様である。精神医学や心理学の教室や学会が、皆、同じ考えをコピーのように持つ同質の集団になることは危険である。治療や援助という基本において共有するものを持つことは大切であるが、考え方はいくらかバラバラの方がよい。それぞれが自分の頭で考え容易に妥協せずにバラバラでいる。バラバラでいるが基本的な信頼は共有するということが大切なように思う。

オピニオン・リーダーや権威者に対する批判力を失った時、臨床や学問の質は下がる。指導者や先輩を真似るだけでは、いつまでたっても指導者や先輩のミニ・コピーができるだけである。大切なのは指導者や先輩を乗り越え、異なった自分を築くことである。それぞれが独善的な唯我独尊の世界に埋没するのではなく、良質な異質さを保つことが大切である。

広い世界の中で、自分やものごとを相対的にとらえる視点が欠如するとき、集団も個人も羅針盤を失ってしまう。集団を閉ざさないように、そして集団の中によい意味での共質性を育むように留意したい。

高校時代の途中に、大きな手術が必要といわれて関東地方の大学病院に紹介されたが、手術待ちで自宅待機しているうちに、ある時、ふっとこれでよいではないか、人目が気にならないといえば嘘になるが、別にそれほど困るわけではないし、私の身体として引き受けていこうと思った。上半身裸で数珠つなぎに内科検診をうける身体検査は私にとっては、一週間以上前から学校を休もうと考える程、苦痛なものであった。

しかし、ふと「まあ、これがわたしだ、これでよいではないか」と思ったのである。大きな決心というほどでもなかった。医学的には病気というのかもしれないが、私という人間からみれば私を悩ませる問題ではあったとしても、結局、この身体を引き受けるかどうかということであった。

私は、そのとき、私の身体を手術治療すべき病気の身体というよりも、私のいくらか不自由な身体として、すなわち私の個性として引き受けようと、選択したということになるのかもしれない。誤解がないように付言しておくと、私は決して医学的治療を否定しているのではない。時にはさまざまな生活や健康の支障になりうるし、手術をした方がよい場合があるのも事実なのだ。問題は手術によって何を得て、何を失うか、ということを冷静に判断することなのだと思う。

子ども時代から現在まで数え切れないドジなエピソードを思い出すことができ、それらにいろいろな病名や障害名をつけることもできると思う。偶然にも、私はこころの病気、精神障害と診断されることなく生きてきたし、日々いろいろなことがあるにしても、おおむね幸せであると感じながら生きている。私がなんとか無事にこれまでやってこられた理由は、私という存在を受け入れてくれた多くの人たちと場によるものと思っている。

人は、人とのつながりや、つながりが交錯する場によって支えられているのだと改めて思う。そうした私にとって、障害を「財産」と語るエリクソンは何かを秘めているように感じた。

2　フェニックスへ

一〇年あまり前になるだろうか。若い同僚たちと、メキシコと接しているアリゾナ州の州都であり、どこかラテンの雰囲気が漂うアメリカ合衆国の辺境の街、フェニックスを旅した。この町にはエリクソン財団があり、ミルトン・エリクソンの自宅とオフィスを訪ねるのが目的だった。彼の自宅兼オフィスはフェニックスの住宅街の普通の町並みの中にある、中流階級が住む普通の家であった。妻のエリザベス・エリクソン氏は、私たちを温かくていねいにもてなし、夫の思い出を話してくれた。決して広くはない診察室は、家の居間のようでもあり、書斎のようでもあった。たくさんの書籍とともにネイティブアメリカンの木彫などが飾られ、アメリカ南西部の土地や文化に対する愛着が伝わってきた。

エリクソンが人生の後半に選んだフェニックスという土地は、アメリカを四角形にたとえれば、ニューヨークやボストンの対角線上の極にある。持病のアレルギー疾患のための転居という理由はあったにせよ、四十代の後半（一九四八年）に、エリクソンがフェニックスに引っ越したことは、私には偶然とは思えない。フェニックスという西部の砂漠の中、そしてアメリカのもっとも栄えている土地からもっとも遠い町が、エリクソンの開拓者としての魂を惹きつけたのではないか。

また、長い歴史を持つウィーンの富裕な階層を対象として始められ、発展したフロイトの精神分析学が、フロイト自身によるアメリカ講演などを契機に、北東部のニューイングランド地方を中心に広がり、第一次世界大戦を境にアメリカ合衆国に本格的に根づいていったこととも関係するのかもしれない。

エリクソンは、一九〇一年、ネバタ州で生まれ、一一人兄弟の第二子として育った。成人したエリクソンは結婚をし、四人の息子と四人の娘をもうけた。ここに、その後のエリクソンに影響を与える二つのことがある。一つは、西部開拓者の末裔としてのアイデンティティであり、もう一つは、子どもの多い大家族というものである。

後者について、少し触れておくと、エリクソンが当時流行し始めた精神分析に距離をおいたのは、この子どもの多い大家族ということが、いくらか関係しているのかもしれない。精神分析で重視される親子関係は、やはり両親と二、三人の子どもという家族構成が想定されているように思う。母子の二者関係にしても、父親が加わった三者関係にしても、子どもが多くなると親の影響は薄まり、兄弟姉妹の関係が重みを増してくる。たとえば、子どもが八人、一〇人という環境でのエディプス葛藤というものを容易には想像できない。この点だけでも、精神分析に対して、いくらか距離が生まれるように思う。

エリクソンは、生涯、身体の障害や病気の多い人であった。生来、色覚異常、感覚性失音楽症、軽い失読症などがあり、他の人々の認知しているものを精密に観察することによって、自分の認知を補っていった。感覚性失音楽症の例としてエリクソンは次のように語る。

「私だって、ピアノを弾いているその人がうまいかどうか識別できますけれども、それはその人の出している音からじゃなくて、鍵盤に対する指の触れ方からなんです。確かなタッチ、デリケートなタッチ、力強いタッチ、でもそれは正確だ、とかね。いい動きだなって思うわけです」

このような理解が、どれほど注意深い観察力を必要とするか、説明はいらないだろう。生来の色、音、読みに対する障害が、エリクソンの細やかで正確な観察力を育んだのは確かだと思う。

それだけでなく、一七歳の時に罹患したポリオは、エリクソンの身体の動きと感覚を失わせた。エリクソンは、幼小児期の身体感覚を想起しながら、長い時間をかけて自分の力で腕や足などの身体感覚をとりもどしていった。「身体感覚のほとんどすべてがなくなりました。……それで本当にたくさんの時間を費やして、朝も昼も晩も、ゆっくりと身体の配置の感覚を作り上げていったわけです」

自然を開拓するのと同様に、内なる自然である自分の身体を開拓する。ここには自分の人生を自分の力で切り開いていく、開拓者精神とでもいうべきものがある。もちろん、ポリオという器質的な疾患によって神経細胞が侵されているのであるから、身体感覚をイメージすることによってその回復が可能であったと単純にいうことはできないが、少なくとも身体感覚を想起し取り戻そうとすることは有意義だったであろう。

また、身体の筋肉を少しずつ動かし、さまざまな筋肉の複合として、一つのまとまった動き、たとえば歩くという動きを取り戻していくということは、自分の力で乗り越えることができたという感覚、と同時に自分の中には回復する力があるという感覚をもたらしたであろう。そのような過程の中で、人の表情や筋肉の動きとそれに伴う気持ちなどへの観察力がますます磨かれたのだと思う。

3 岩山に登れ

ミルトン・エリクソンは特定の学派や流派に属さず、独自の精神療法を行った人として有名である。伝聞によるその人物像は謎めいている。ミルトン・エリクソンの精神療法は、多くの臨床家を刺激し、催眠療法にも、家族療法にも、短期療法（ブリーフセラピー）にも影響を与えてきたが、彼自身は、生涯、教科書を記さなかった。多くの同時代人や弟子たちが、エリクソンの精神療法の実践から、エリクソンの臨床のエッセンス、そして理論や技法を抽出しようとしたが、それはいずれもエリクソンの一部を切り取ったに過ぎないように見える。

エリクソンの晩年の弟子であるザイク氏によると、エリクソンは個人的にも未来志向的であり、「人は現在に生き、未来に向う」とよく語っていたという。目標指向的な治療であったが、特定の介入法を用いようとはせず、柔軟さこそが彼の特徴であった。「今、患者はどこにいるのか？　患者はどこまで行くことができるのか？　患者が変化するために持っている資質はなにか？　どうすれば資質を引き出して目標に到達することが容易になるのか？　彼の目指したのは、患者にとってよいことを強化することであり、悪いことを分析することではなかった」とザイク氏はいう。

このようなザイク氏の評価から村上伸治氏は、「格闘技に例えるなら、エリクソンの治療は力で相手をねじ伏せたり破壊したりするものではなく、相手の力を利用して相手を投げる合気道に例えられるだろう。自然体で構え、常に相手の動きと反応を的確に捉えながら、相手の行動にわずかだけ変化を与え、その行動が自然に治癒に向うように巧妙に仕組んでゆく。構えの硬い相手には、意表をついた言動で相手の構えを崩す。そしてその基底には、人間と無意識に対する信頼と、ユーモアを忘れない姿勢がある」と評したが、エリクソンがクライエントの内に秘められた可能性や資質（リソース）に注目し、それを最大限引き出そうとした治療者であったことは確かなように思う。また、間接的なアプローチとして、物語や逸話を利用したことも有名である。

何といっても、エリクソンの精神療法は、その時と場でのクライエントの精緻な観察とそれに導かれるようにして治療や援助を考えるものであった。村瀬嘉代子氏の「普段から考え、そしていざという瞬間に考え抜く」というものと共通しているように思う。

このように個々のクライエントによって異なるアドリブに命があったとすれば、アドリブから理論を抽出するということがそもそもできないことだったのかもしれない。多くの精神療法家が個々の臨床を集約して理論と技法をまとめようとしたのに対して、エリクソンは最後まで個々の臨床でのアドリブ的アプローチを磨いていった。そういう意味でも多くの著名な精神療法家とは異質で対照的な精神療法家であった。

おそらくエリクソンに出会った人は、それぞれが異なった印象をもち、異なったエリクソンの特徴を見出したであろう。それはその時のエリクソンの一面であったかもしれないし、エリクソンに出会った人が引き出したエリクソンの一面であったものかもしれない。

エリクソンは、フェニックスのクリニックを訪れたクライエントにしばしば、意外な課題をだした。たとえば、フェニックスの街中にあるスコーピークという岩山に登ることを求め、相談に来たクライエントを驚かせた。しかし、そのような課題にはしばしば多重の意味が込められていた。治してもらおうという受身的なクライエントに、能動的な姿勢や覚悟のようなものを求めていたり、悩みや苦しみに浸っているクライエントの身体の感覚を賦活したり、悩みや苦しみから目を転じたり、などの複数の意味が込められていたと考えられる。

そのようなエリクソンのアプローチは、しばしばいわゆる常識を超えていてわかりにくいと思われる。しかし、クライエントに実質的で実際的な何らかのプラスを生じさせるために、その時と場で、クライエントに応じた言動を選び取っていると考えるといくらか理解しやすい。エリクソンはクライエントに出会ったときに、瞬時に、クライエントにとっての、望ましい近未来のゴールを思い描き、それに至るために、もっとも効率的で負担の少ないアプローチを考えていたのではないだろうか。

望ましい近未来のゴールへの道筋はいくつもあるが、その中で、もっとも効率的で負担の少ないものをと考えたとき、選ばれるものはその時と場でまったく異なるものとなる可能性がある。催眠や混乱法などのクライエントを柔らかくするアプローチ、指示や課題などの直接的アプローチやたとえ話や小話などの間接的アプローチなどのさまざまな技法は、個々のクライエントに実質的で効率的にプラスを生じさせるために工夫されたものなのであろう。

しかし、クライエントにとっての望ましい近未来像を瞬時に思い描くということは、決して容易なことではない。クライエントを細やかに観察し、その中で伸びていく芽を見つけ、最善の近未来像を描く。これは、「治療者がクライエントを瞬時に観察し、クライエントの何気ない言葉やささやかな思い出、そして微かな興味や関心などの素材をもとに、その瞬間に、クライエントの体験してきたことやそれに伴う思いを考え抜く」という村瀬嘉代子氏のアプローチに近似したものでもあるように思う。

エリクソンには、問題の解決方法として、個人の過去を遡ることによって洞察にいたるという精神分析の発想が馴染まなかったと思われる。西部開拓者の末裔としてのエリクソンは、さまざまな問題は、方法は別にしても、最終的には、前向きに、本人が自分の力で乗り越えなくてはならないものだと考えていたのであろう。

エリクソンの治療は、指示や課題などの直接的アプローチが用いられるときでも、たとえ話や小話などの間接的アプローチが用いられるときでも、クライエントに何らかの行動を求めるものが多い。行動するには、何かしらクライエントの決断が必要となり、それは治療の重要な位置を占めていたように思われる。

エリクソンの観察力、推測力は、彼自身の病気などの個人的な体験を乗り越える過程だけで獲得されたわけではない。

「新しい患者に対しては精神検査を非常に丹念にやって、生活歴とかは全く取らないようにしていました。妄想の内容とか、幻覚の内容とか、その人の感情反応とかは、ちゃんと記述しておくのです。そしてそれらに基づいて、その人の病歴とかを書いてみる。あるいは、患者さんの福祉歴をまず読んでおいて、それから推測によって、その患者さんの精神検査の結果を書いてみる。自分のたてた推測と実際どうなのかを比べるように、こんなことをよくやっていたんです」

というようにエリクソンは、自身の観察力、推測力を磨くべく努力していた。

観察し、予測し、治療アプローチをする。そして、その結果から、本来の観察と予測と介入の過程のどこに問題があったかを検討する。エリクソンは、いつも、そのように自分の臨床実践を繰り返し見直していたのだと思う。

4　エリクソンの旅

エリクソンに関連する書物を読むとぼんやりとではあるがエリクソンの人生観、人間観のようなものが見えてくる。前述したような、困難を自分の力で乗り越えようとする姿勢。そして乗り越える力を人はもっているという信念。なんとかなるという明るさと楽天性。エリクソンの臨床の背後に感じられる肯定的な人間観は、開拓者精神と共通するように感じる。

エリクソンがポリオを乗り越え、体力回復のために出かけた、一〇週間、一二〇〇マイルにおよぶカヌーの一人旅は印象的である。二週間分の食料とわずか二ドル三二セントだけをもって出た旅は、まさに西部開拓者の旅。いく先々で自分の才覚で食料と金を調達しながらの旅を通して、エリクソンは、単に体力だけでなく、自分の力で生きていくことができるという確信のようなものを得たのではないか。そして、すべて人というものは自分の力で自分の人生を切り開いていかなければならない

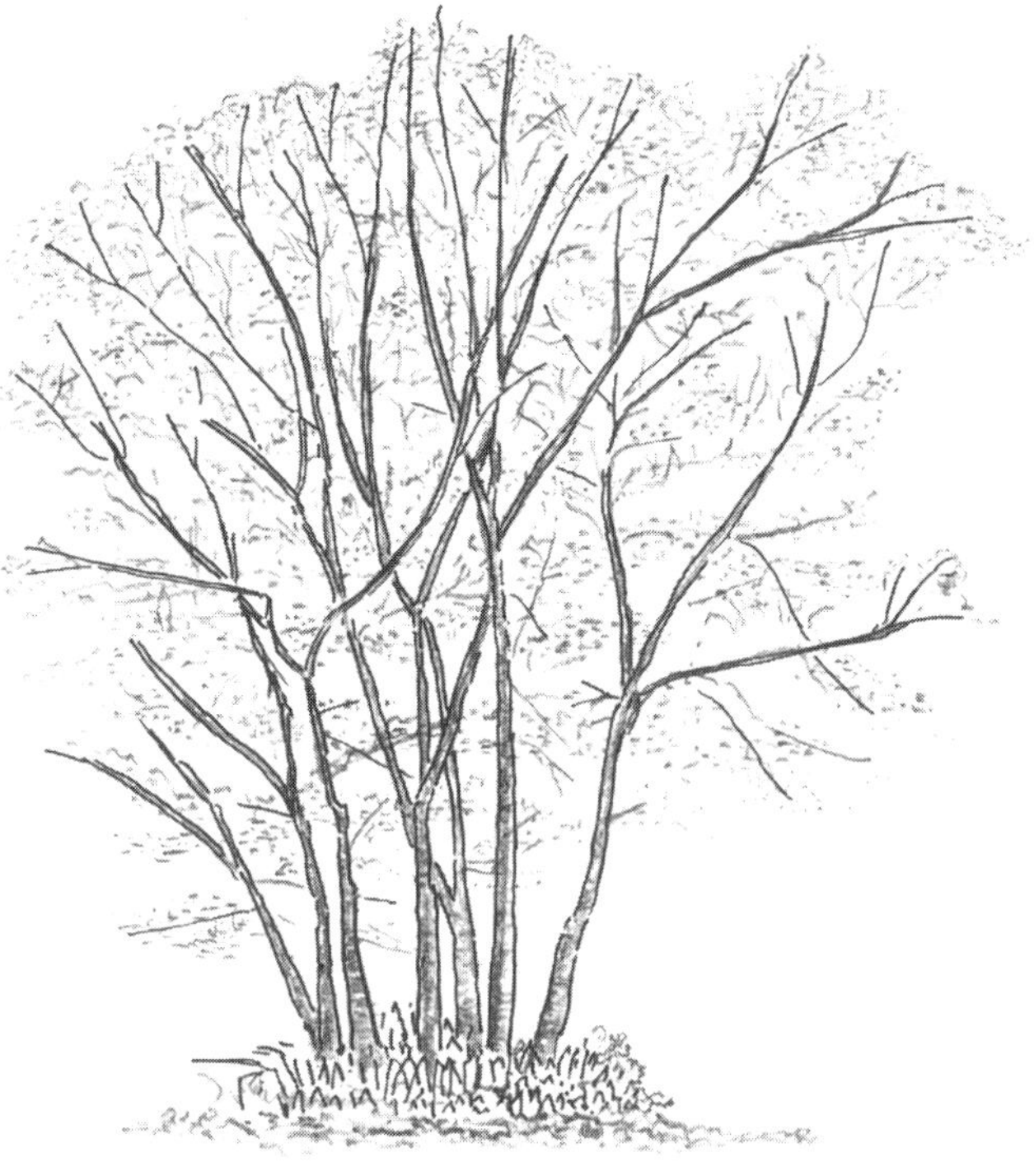

芽吹き始めたもみじ

し、その潜在的な力がその人のうちにあるという確信も抱いたのではないだろうか。

エリクソンの旅の様子をみてみると、生きる知恵のようなものを感じる。たとえば「私は片手鍋いっぱいのオートミールやら米やら豆を炊き始める。するとピクニックの人たちがやってきて、私の様子を見てあきれるわけです。それで私はですね、彼らの余分な食料、家に持ち帰りたくなんかない余り物を頂戴することになるわけです」というようなエピソードを読むと、私は「トム・ソーヤの冒険」で、ペンキ塗りを命じられたトム・ソーヤが、それをさも楽しそうにやることによって、やってくる子どもたちにペンキ塗りをしたくなるようにしむける話を思い出す。

自分の嫌なものを楽しいものに逆転させる、不利なものを有利なものに変えていく、相手の内なる動機を賦活する、という発想である。このような生きる知恵、生きる工夫の上に、エリクソンの精神療法はある。


ここに記したのは、あくまでも私の感じたエリクソンである。エリクソンの治療はときには「魔法」のようにさえ見えてくる。しかし、エリクソンの一見、予想外のアプローチは、実はクライエントを素早くしかも緻密に観察し、クライエントの内にある資質、可能性を判断し、そのクライエントに応じたもっとも適切なアプローチを行い、そしてその結果をフィードバックする、という地道な臨床の繰り返しの上に成り立っていたように思える。

個々のクライエントに応じたアプローチという意味ではエリクソンのアプローチはいつも新しいものにならざるをえなかった。エリクソンは最後まで自身の臨床を理論化せず、自身のバージョン・アップに努め、亡くなるまで初心を持ち続けた。そんな気がする。

明るさとユーモアと楽しみを伴った努力の積み重ねとでもいうようなものが、エリクソンの臨床の背景にあるように思う。それは、エリクソンが自分の持つ障害を自分なりにカバーしようとする過程と表裏一体のものでもあったのであろう。まさにエリクソンは自身の障害を財産に転じたのである。それだけでなく、クライエントの障害をもクライエントの財産に転じようとしたのである。それがエリクソンの臨床のような気がする。

エリクソンへの旅に戻ろう。私たちはグランド・キャニオンから、シカゴに向かい、そして最後にニューヨークに至った。それは、臨床医になったエリクソンが、ロードアイランド州・マサチューセッツ州からミシガン州をへてアリゾナ州へと向かった彼の人生の軌跡を逆行してたどるような旅であった。

ニューヨークの摩天楼の中で、いまだに大きな力をもつ精神分析学に思いをはせながら、精神分析は都会の夜の暗闇が育んだもの、エリクソンの臨床は西部の明るい太陽と大地が育んだもの、と感じたのは、旅のセンチメンタリズムによるものだったのだろうか。

第9章

病名で呼ばないで

1 「問題」ではあるが「病気」ではない

高校一年生の女性Hさんは母親とともに私の外来を受診した。今まで彼女は家族の説得を、家族は彼女の説得を期待して多くの相談機関、医療機関を歴訪してきた。初診時、Hさんと母親の間には明らかな緊張があり、今すぐにでも口論になりそうだったので、一方が話し終わるまでは他方は話し出さないということを提案し、順番に話を聞くこととした。その時、Hさんと母親の主張したことは以下のようなものであった。

Hさんは、「私は学校を変わりたい。今の学校は親に勧められて受験したけど、入学したら大学受験のことばかりを言われて嫌だった。だからやめようと思うのに、親が反対する。親は私のしんどい気持ちを少しもわかってくれない。先生から何とか親に言ってください」と述べた。その一方で、母親は「今の学校に続けて行ってほしい。先生に子どもの気持ちを変えてほしい」と希望した。

そのうち長い間、Hさんの話を聞いている私にしだいにじれったくなったのか、母親がじりじりと寄ってきて、私の方に向けてHさんの背中を押すようにしながら、「先生、ここは一発、ビシッとカウンセリングを決めてください！」と私に迫った。母親はまるで柔道か剣道の試合のように、カウンセリングとは宣戦布告でもして、あるいは隙を見てビシッと決めるものと考えていたようであった。カウンセリングや心理療法に期待を抱いている人ほど、このような魔法のようなものを期待する。

しかし、そんな期待はすぐに失望へと変わるので、私はできる限り早く即効性という期待には水を差すようにしている。所詮、人が人にできることは限られているものなのである。カウンセリングというものは、ああでもない、こうでもないというような話をやりとりする気長なものであるというような説明を私がすると、母親は急速に興味を失い半分帰ろうとしかけたが、その頃になってそれまであまり乗り気ではなかったHさんが急に、「私、カウンセリングを受けてみたい」と言ったのであった。

受診までの経緯をたずねると、Hさんと母親はそれぞれが独自にいくつかの相談機関を訪れていた。Hさんは児童相談所を一人で訪ね、また教育相談も一人で受けていた。その内容は、いずれも「学校を変わりたい。親が自分の気持ちをわかってくれない」というものであった。母親は母親で、電話相談を受け、学校の教師にも相談していた。そしてHさんと母親はお互いの相談相手に対して強い不信感を抱いていた。そのような中での受診であった。

Hさんと母親はお互いを説得するために自分の利用できる人のすべてを動員した総力戦を行っていた。しかしそれでも決着がつかないため、戦いの場を私の外来に移してきたのであった。ここまで明確な形ではないにしても、青年、親、学校、そして治療者や援助者は、それぞれの間で、時には微妙に時には著しく問題の認識や、治療や援助への期待がズレるものである。このズレへの対応を考える際には、以下のことに留意しておく必要がある。

（1）不用意に「○○が悪い」という判断を示すことは、しばしばズレを拡大させ、青年の状況をよりしんどいものにしてしまいやすい。特に、周囲の大人たちが「誰が悪いのか」という責任追及に熱心になっているときには、その眼差しを、「今あるいは将来、青年にしてやれることは何か」、という向きに転じさせることに意味がある。

（2）青年をとりまく大人、即ち親や教師が、青年に対して温かで肯定的な眼差しを取り戻せるようになる可能性を絶えず考えながら、親や教師に関わる。

（3）青年の苦労だけでなく、青年に関わる周囲の大人の苦労も充分にねぎらう。親や教師を責めるような単純な責任問題になることはできる限り避ける。青年の問題を単純に単一の原因に還元できることは非常に少ないというのが、これまでの経験から得た私の考えである。さまざまな要因が複雑に絡み合い、結果として、問題が生じていることが多い。

Hさんの場合、母親の気持ちはわかるけれど、Hさんを説得することはできないし、そのような問題でもないことをHさんと母親の双方に話し、その上で、Hさんに外来への通院を勧めた。

近年、精神障害について、雑誌やTV、そしてインターネットなどを通してさまざまな情報が手に入るようになるとともに、以前と較べて精神科の敷居は低いものとなってきた。そのため、多くの青年と家族が、比較的軽い問題や障害で、しかもそれらが生じた比較的早い時点で、受診することが多くなった。これらの青年を相手にする際には、誰が何を問題と考え、何を期待して受診したのかを、整理しておくこと。特に、家族成員の間や、学校と家族との間などでの、問題認識のズレや、治療や援助への期待のズレを知ることが大切になる。

「この一週間、学校に行っていない」ということを主訴に受診してくる場合がある。一週間学校に行かないというだけで病院を受診するには、学校に行かないこと以外に家族や教師を不安にさせている隠れた要因がある場合もあり、まずは何が受診という行動をとらせたのかについて明確にする必要がある。単に、家族や教師の不安と受診することへの敷居の低さが早期の受診という行動をとらせていて、何らかの治療や援助を行うには病気や問題がまだ熟していないことも少なくない。即ち、青年および家族なりの病気や問題への対応が充分になされておらず、また、治療や援助を受け入れる準備が整っていないということがある。そのような場合には、受診時は当面の応急手当のみにとどめ、まずは青年と家族が自らの手で病気や問題に対応するのを励ます方がよいことが多い。

比較的軽い病気や問題をもつ青年が受診してくるようになると、問題ではあるが病気ではないという青年を多くみることになる。その時、治療者は病院に通院することがもつ意味を考えておく必要がある。青年が病院に通院するようになると、その青年は病気をもっている、病気である、と周囲の人から青年個人の問題と見なされがちである。

このことは、しばしば青年の問題に強い影響を与えている社会的要因や家族的要因を軽視することにつながりやすい。また、周囲の人の青年への眼差しが変わることになりやすい。そのため、問題ではあるが病気ではないという青年を医療機関で援助する際には、「なぜ通院するのか」について周囲の人たちに理解を求めておく必要がある。

高校二年生のIさんは、高校入学以来、たびたび保健室を訪れて休んでいた。そのことを心配していた養護教諭がある時うつ病の研修会に参加し、その後から「Iさんは病気ではないか」と思うようになり、Iさんに無理に勧めて精神科を受診させた。診察室に入ってきたIさんはほとんど無言であったが明らかに怒っていて、「ここに来るのはいやだ」ということを身体全体で表現していた。その横で母親は「学校の先生に一度行ってみるように言われたのですけど……」と当惑していた。

このように学校から病院に紹介されてきた場合では、教師は善意で（時には違う理由で）、家族は教師に言われてしぶしぶと、青年は皆から言われて嫌々、受診してくる例が少なくない。確かにIさんは抑うつ的で、「何に対しても意欲が湧かない」という問題はあったが、うつ病と明確に診断できる状態ではなかった。

Iさんと家族の不本意さをまず充分に汲んだうえで、「私は病気とは思わないけど、とてもしんどい状態だとは思うので、よかったら通院してみないか」と提案した。更にIさんと家族の了解を得た上で教師にも「病気ではないが、しんどい」状態であることを説明し、今後何かあれば相談できる窓口を開いておいた。

もし、周囲の人に充分な説明をしないまま、Iさんが通院するようになれば、Iさんは周囲の人から「病気」と見なされるようになり、Iさんへの態度が微妙に変化し、そのことがIさん自身にも影響する可能性があった。周囲の人の態度や眼差しがどのように変化するかについては、いつも注意しておく必要がある。人は周りの人から「このような人だ」と見られると、その見られるようになっていくところがある。

本人や周りの人に病気の説明をしたり、通院をしてもらう際には、その青年が、周囲の人から「病気」と見なされることで青年の環境がどのように変化するか、そしてその結果、青年の人生の流れがどう変わるかについて考える必要がある。「病気」ということで、周囲の人が青年への現実的な圧力を弱め、青年が安心して休養できるような環境を作る方向に向かうならば、青年の人生の追い風であり、問題は生じない。

しかし、「病気」ということで、その青年への眼差しが変わり、こわごわと何か腫れ物にでもさわるようになったり、「頭がおかしいのだから私にはわからない」というように同じ人間の苦しみであるという見方が失われるようになるのであれば、明らかに青年にマイナスの影響を与える。

特に統合失調症の発症が微かに疑われるような初期においては、病気と見なされることが周囲の人から疎外される体験となり、病気を完成させて行くような働きがあるように思う。このような場合には、あえて「とても苦しいが少しでも楽になるように一緒に考えていきましょう」と病気という名をあげないほうがよい場合がある。

くりかえすと、問題ではあるが病気ではない青年とその家族に充分に説明しないままに通院してもらっていると、青年自身も自らの問題を病気と理解してしまい、自らを病人と思い込んでしまうことがあるので充分に留意したい。

2　病名のもつ意味

子ども時代に、自分の名前というものを、あまり好きだと思えなかったり、いくらかの気恥ずかしさやそぐわなさを感じたりすることは、決して少なくないように思う。私自身は成人後もしばらく、私の名前が平凡で古めかしいと感じていた。とりたてて特別異なった名前になりたかったわけではないが、「これが自分の名前なのだ」としっくりしてきたのは、そんなに昔ではなかったように思う。「自分を好きになる」というのとはいくらか違うが、自分が自分であることに観念して、自分の名前がしっくりと馴染んでくるときがあるような気がする。それは、自分がいくらか自分と折り合いをつけたときと言えるのかもしれない。

子どもが生まれたとき、「さて、どういう名前をつけようか」と考えるが、これがなかなか大変なものであることに異論はないであろう。子どもに幸せになってほしいという願いは皆変わらぬはずなのに、親だけでなく、時には祖父母、親族の思いまでも加わって、名づけることをめぐって思わぬ不協和音が生じることがある。いずれにしても、子どもの名前には、親たちの願いや思いや人生観がこめられている。そして、子どもは、自分の名前を繰り返し呼ばれることによって、いくらか名前のような人間になったり、名前に反発するような人間になったりする。時には、あまりにも「重い名」に苦しんでいる子どもたちに出会うこともある。

ところで、名づけることによって完成する精神症状もある。たとえば、「解離」という症状。患者さんの表情がいくらかぼーっとし、少し幼い口調で話し始めたとき、治療者がその状態を別の人格とみなし、年齢や性格などを詳しく質問していくと、ある「交代人格」が完成する場合がある。その状態を「人格」として名づけたり、更に詳しくたずねたりすることが、ぼんやりとした「解離」をくっきりとした「解離」へと向かわせるのである。名づける時の治療者の眼差しの変化と、名づけられることによる患者・クライエントの注意や関心の変化が影響するのであろう。

私は、解離症状の時には詳しく質問することはしない。質問すればするほど、病気が完成していくように感じるからである。それよりも、解離せざるをえないような「苦しみ」をいかに減らすかが、本人との話し合いにおいても、環境調整においても大切なのである。

名づけられる、診断されることによって、安心する場合もある。学童期から思春期のはじめの強迫性障害の子どもの中には、何かが自分の頭のなかで繰り返し気になることに苦しみ、更にこのような馬鹿げたことが気になる自分を許せず、じっと黙っている場合がある。それは恥ずかしいことではあっても、相談するようなものではないと感じているのである。

そのような子どもたちには、それが「強迫性障害」というものであると説明し、「君の意思の弱さやこころの弱さとは関係ない」と話したとき、初めてほっとした表情が現れてくることがある。名づけられることの安心作用とでもいうのであろうか。

診断されるということは、自分ではよくわからなかった苦痛に、病名という形が与えられることにより、言葉になる前のもやもやとした苦しみが、自分にとってのある種の異物となり、距離がとれるようになることである。また、それが病気の一つであり、治療されるものであると伝えることは、これからの変化の可能性を予感させ視線や姿勢が未来に向くことでもあり、また基本的には自己の責任ではないものになるということでもある。

もちろん、一部の病名、たとえば生活習慣病やアルコール依存症など、その人自身の責任をいくらか含んでいる病名もないわけではないが、医療の枠組み、文脈で病名を与えられるということは、自分の意思や自分の責任というものから、基本的には、免責されるということを意味するものなのである。

ただ、こころの病気は身体の病気以上に、症状が「意思の弱さ」「こころの弱さ」などからくるように見えやすく、当の本人の責任が問われやすいという傾向がある。たとえば、慢性統合失調症や慢性うつ病による意欲の減退が、周囲の人からみれば、「やる気のなさ」や「横着」のように見え、責められることが少なくないし、強迫行為や過食症状も「意志の弱さ」のように見え、強い意志を持てと励まされることが少なくない。だからこそ、そのような症状は、その人の意志や性格が原因で起こっているものではなく、病気によって起こっているものであることをていねいに説明する必要がある。そのように説明すると、家族の方も病気であれば仕方がないと納得され、いくらか異なった接し方になることもあるし、逆に「それでは、どうしたらいいのですか。どうすればよくなるのですか」とたずねられ、答えに窮することもある。

ここで留意しておかなければならないのは、身体の病気でさえ、生きようとする意欲、闘病心とでもいうものが病気の経過を左右する。ましてや、こころの病気に、本人の病気への気持ちや態度が関係しないわけがない。慢性の統合失調症やうつ病にも、本人の気持ち、特にこれから先への希望が経過を大きく左右する。自分の病気は治らないと絶望したとき、病気が本当に治らなくなるという現実がある。加えて、家族や周囲の人の病気への理解と協力が不可欠となる。

以上のことを整理すると、こころの病気は、病気として本人の責任を超えた部分（これを仮に「本来の病気」と呼ぶ）と、本人の病気に対する気持ちや態度という本人の側の部分（これを仮に「本人の対処行動」と呼ぶ）と、家族や周囲の人の病気に対する気持ちや態度という家族や周囲の側の部分（これを仮に「家族の対処行動」と呼ぶ）という三者が関与し、それが複雑に絡まりあいながら病気の経過というものを形づくっているといえるように思う。経過がこじれるのは、「本来の病気」に必要なものと、「本人の対処行動」や「家族の対処行動」の方向やバランスがくずれたときが多いように思う。たとえば、「本来の病気」としては休養が必要な時に、無理して治そうと努力するという過剰な「本人の対処行動」があると、病気の回復を妨げてしまうのである。治療や援助は、「本来の病気」や「本人の対処行動」の方向と、「家族の対処行動」の方向を揃えていくという発想が求められる。もちろん、その背景にある本人の人生の流れとでもいうべきものの方向も考えておかなければならないのは言うまでもない。

話を元に戻そう。診断をするとき、病気自体は基本的に免責であると伝えるとともに、病気に対する本人や家族の姿勢や態度がその経過に影響するものであることも伝えなければならない。「ゆっくりのんびり」が基本ではあるが、時には本人や家族が「動いてみること」も必要である。治療というものは治療スタッフが、病気の時期をみながら、その時にふさわしい病気に対する態度を判断し、説明し、なすべきことをしていくものであると思う。

これまでも述べたように、診断には安心作用があるが、同時に不安を喚起する作用のあることも忘れてはならない。たとえば、一般健康診断で衣服を脱ぎ順々に胃十二指腸のレントゲン検査を受けるとき、多くの人が大なり小なり不安を感じる。それは、この検査が、時には平凡であたりまえの日常生活を一瞬のうちに奪い取り、自分を病人という非日常の世界へと連れていくものであることを、皆が知っているからである。その人らしい個性を醸しだす衣服、その人を他人の視線から守ってくれる衣服を脱ぐという行為も、そこが非日常への入り口であることを黙示する。もし、身体の病気が見つかり診断されれば、私たちはあっという間に非日常の生活に入る。もちろん、おいおいと、非日常が病人としての日常生活へと変わっていくのであるが……。その際の、お見舞い、花束や手紙などの周囲の人の思いやりは、病気からの回復を応援するであろう。

これが、こころの病気となるとどうだろうか。日常から非日常の生活に入るのは身体の病気と同じだが、その非日常は身体の病気の場合とはいくらか違うように思う。周囲の人が遠ざかっていくような、孤立無援に向かうような非日常とでもいうのだろうか。だからこそ、こころの病気の診断という行為は、その結果、生じるかもしれない孤立無援な状況をいかにして防ぎ、更には人とのつながりをいかに維持するかという治療的配慮と、対になっていなければならないと思う。

3 病名そのものがもつ問題

「治る病気」という啓蒙活動が熱心に行われている「うつ病」でさえも、本人と家族が「こころの持ち方しだい」「わがまま」「横着」などと理解していることは少なくない。しかし、うつ病というのは、まだ、病名を聞いてなんとなく病気をイメージできる病名である。「元気が出なくて、ゆううつになることは私にもあるよ」と言う人も少なくない。大学での講義でも、うつ病をわかりにくいと言う学生は少ない。しかし実際には、うつ病の苦しみは、私たちがイメージするものよりも、はるかに想像を超えて苦しいもので「経験した人でないとわからないつらさ」であることが多いのではあるが。

しかし、もっとイメージしにくい病名がある。問診表に、強迫神経症のつもりで「脅迫神経症」と記す患者さんは少なくないし、統合失調症の患者さんが「対人恐怖症」と記されているのも珍しくない。それは、病名が患者さんの実感に遠いからであり、誤記したものの方がより実感にそぐうからである。

本来、病名は病気の主症状から名づけられていたり、少なくともその病気の特徴を説明するものが多いが、精神疾患の場合は、統合失調症を筆頭に、離人神経症、境界例など、病名から病気を想像できなかったり、それだけでなく「何かよくわからない恐いもの」というような想像がわいてくるものが多い。病名そのものが非日常的なのである。それだけに、病名についてはていねいな説明が必要になるのである。

精神分裂病が統合失調症という病名に変わろうとしたとき、中井久夫氏は「失調」は「バランスが崩れる」という意味で「回復の可能性」を中に含んでいる言葉であり、すなわち「希望」を与える言葉であることを述べ、患者・家族・治療関係者にとって士気を保ち、意欲を高める可能性があると語った。

病気の説明に、現実に根拠のある希望を添えることは、病気に対する本人と家族の態度を変える。そして、前述したように、病気に対する態度がより重要であるのが精神疾患なのである。「治らない」「変わらない」という絶望が精神疾患からの出口をふさぐ。もちろん、根拠のない楽観は事態を混乱させるが、少なくとも治療関係者が悲観していないということは大切なのである。

であるから、人格障害などになると更に治療関係者の態度が重要となってくる。ある人の比較的特徴的な行動を個性と捉えるか、病気と捉えるかは、その後の対応に大きな違いをもたらす。個性であれば、その個性が周囲の人や社会とうまく折り合えていない状態と考え、いかに折り合えるようになるか、いかに折り合う接点をみつけるか、などが課題となる。

しかし、病気となると人格を治療するということになる。身体医学でも異物としてあるものは、外科的に切除できるなど治療しやすい。それが自己免疫疾患などのように、全身の生体防御反応と密接に関わっているものは、治療が簡単ではないことが多い。人格という自己に近い「異物性」の少ないものを「治療」することは、まさに不可能を可能にする位の治療となる。

前述したが、個々に応じて、また程度によりけりだが、人格障害は病気と捉えず、できる限り個性と捉えた方がよいのではないか、と私は考えている。健康と病気は連続した線上にあり、両者の間に明瞭な境界はない。病気とも言えない、健康とも言えない、グレーゾーンが両者の間にはある。

残念ながら時代の流れとして、このグレーゾーンが広がってきているように思うのである。それには、サービス業などの第三次産業が五割を超えるという社会構造の変化や、時を同じくして進行する地域の共同体的な結びつきの弱まりや社会規範の変化などによる、一人ひとりを取り巻く環境の変化、特に心理的負荷の増加が関係している可能性がある。グレーゾーンをどこから病気の範囲で捉えるのか、どこまで健康の範囲と捉えるのかが問題となる。私には、時代の流れが、グレーゾーンを病気として捉えていく方向に進んでいるように思えてならない。

そこには少なくとも二つの理由がある。一つは、精神医学が病気の概念を広げたこと、すなわちグレーゾーンにあるものに病名がつけられるようになったことと、もう一つには、これはよいことでもあるのだが、精神科の敷居が低くなり精神科医に相談しやすくなったことがあると思う。

しかし、グレーゾーンが病気になってしまうことが、本当に、当の本人にとってよいことなのか。私にはそうは思えないのである。病気となるとどうしても治療というものを考えざるを得なくなる。すなわち、治療される対象となる。そして精神療法や薬物療法などの精神科の治療が検討される病んだ人になるのである。グレーゾーンを健康という範囲で捉えると、それらは、悩んでいる人、周りを困らせる人などと捉えられ、いかに援助するかということになる。医療の対象から、社会（教育、福祉、司法など）が人を支えることの問題となる。

今や一般的なものとなった「うつ状態」を考えればわかりやすいかもしれない。一方の極に、典型的なうつ病があるとすると、もう一方の極に、健康な人の落ち込みというものがある。そのどこからを病気と捉え、治療するか。しばらくぐずぐずしていても周囲の人からの温かい励ましなどで回復していく健康な落ち込みにまで、投薬する必要があると考える人はいないだろう。しかしそのような落ち込みを病気と捉えれば、そこにはしばしば抗うつ薬などの薬物治療も関係し、服薬することによって患者となり、ますます医療機関から離れ難くなるということが起こり得るのである。

少し回り道をしよう。

「ドリトル先生物語」はヒュー・ロフティング（一八八六—一九四七）によって記された全一二巻に及ぶ児童文学である。ドリトル（Dolittle）先生という名前の由来は「Do little」であり、何もしない先生、ぐーたら先生、なまけもの先生という意味がこめられている。私は「Do little」という言葉に「しないことの価値」とでもいう魅力を感じるのだが、物語そのものがとてもおもしろく、それだけでなく、中に社会や文化に対するするどい批判と生きるものへの愛情が一貫して流れているように思う。

そのうちの一巻である『ドリトル先生の郵便局』の中の短い「先生のお話」の章は、特に私には印象的である。ドリトル先生が若い頃に開業したときの話。数ヶ月間、患者が来なかったので、同じように患者が来ないフィップス博士に誘われて、ホテルと病院の中間のようなサナトリウムを開いた。田舎の美しい屋敷を買い、病人用のいろいろな道具をそろえた。そうするとたくさんの患者がやって来てサナトリウムは繁盛したのだが、ドリトル先生はあまりうれしくなかった。よくなって退院していく患者はひとりもいなかったからである。

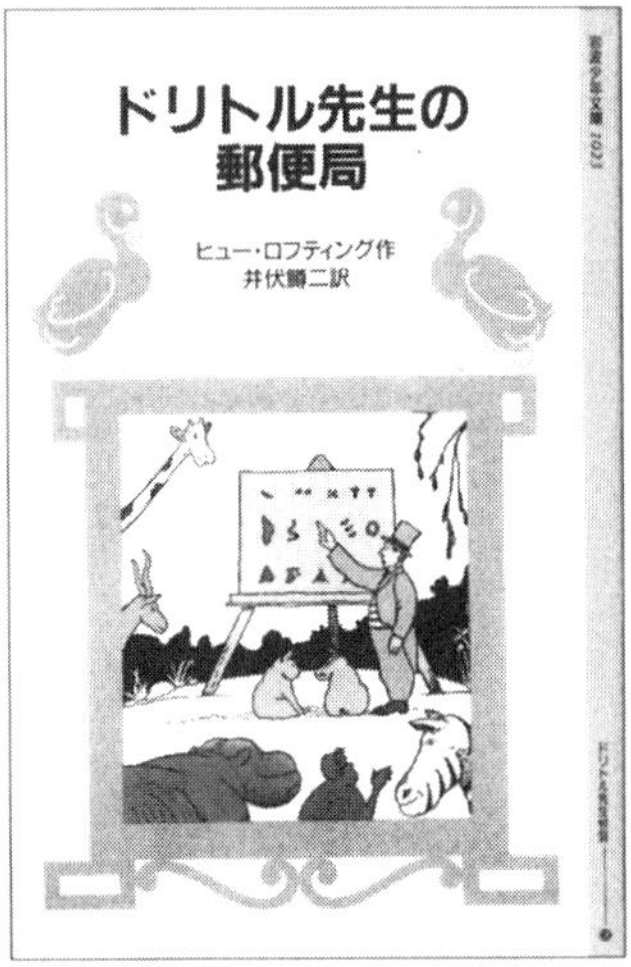

『ドリトル先生の郵便局』(岩波書店、1952年)

ドリトル先生はフィップス博士に「わしは、病人をなおすために医者になったのでーだますために、なったのではない」と言って喧嘩になった。そこにたまたま通りかかった、どこも悪いところがない「患者」のティモジー卿が熱があると訴えるのを、「勝手にしろ!」と言って怒らせてしまった。そのとき、歩けないほどに弱そうに見えたティモジー卿は怒って、サナトリウム中をかけまわり、患者が患者の権利のためにストライキを行うべきだと説いてまわり、ついに患者がストライキを起こすまでに至ったのである。その夜はすべて医者の言いつけの反対をやり、夜中まで大騒ぎして、最終的に、患者はみんな荷作りをして出て行き、サナトリウムはおしまいとなった。

ドリトル先生はその一連の顛末の感想として、「だが、中でもいちばん奇妙なのは、このことだ。つまり、その患者たち、それっきりよくなったということを、わしは知った! ストライキをやったことは、たいへんよく身体にきいて、かれらはすっかり病人を廃業した。……とにかく、わしは、サナトリウム事業をとび出したために、フィップスがサナトリウム事業にとびこむことによってなおしたよりも、ずっとたくさんの患者をなおしたからな」と述べる。

私には、この話がグレーゾーンを病気にしたらどのようになるかということの一つの結末と、それに対する「処方箋」の一つを、児童文学という形ではあるが見事に描き出しているように思う。

話をもとに戻そう。

医療は病気を治すためにある。しかし、病気に関する知識が普及し、また病気とも健康とも言えないグレーゾーンが増えると、医療が病気をつくり、そして病人にしてしまうということが起こりかねない。しかし、それは本来の医療の趣旨に反する。医療が病気を作り出してはならないと思うのである。

もちろん、グレーゾーンに対しては、医療か社会かという二者択一という単純なものではなく、両者の協力と連携というものが今後の課題となる。しかし、その場合でもやはりどちらがより前面にでるかという問題が残る。私は、グレーゾーンの人に対して、基本的には、病んだ人として治療することを充実させるよりも、さまざまな人たちを少しでも支えようとする社会になることの方に力を注ぐことが大切なのではないかと考えている。

科学技術やその一部である医学は、近年、加速度的に進歩してきた。しかし、精神医学の発展はある意味では、社会の変化の結果によって生じてきたものをいくらか遅れて捉えてきたというような形の部分があるのではないかと考えている。

たとえば統合失調症の発見は、一九世紀にクレペリンによるものとされ歴史に名を留めているが（クレペリン自身は早発性痴呆と名づけた）、私には産業革命などによる社会構造の変化によって、一九世紀になって統合失調症はよりくっきりとした形になって表れてきた結果、発見されたのではないか、と思えるのである。

一八世紀以前のさまざまな記述の中には統合失調症を疑わせるものは極めて少ないという報告がある。以前からずっとあったものを発見したのではなく、時代の中で増えてきたからこそ発見されたという側面があるのではないかと思う。

フロイトのヒステリー論は、経済的に裕福な市民層ができ近代個人主義が発達するなかで、集団中心的な生き方と個人主義的な生き方の矛盾に苦しむ人たちが出現してきたのを背景としているように思うし、境界性人格障害や摂食障害には、第二次世界大戦後にアメリカを中心とした西欧諸国が豊かになった結果、青年が生きる道筋や目標が見えなくなったことが背景にあるように思われる。

もちろん生物学的研究が進歩し多くの精神疾患と関係があると言われる遺伝子が発見されてきているが、いくらそのような生物学的な素因を持っているとしても、病気としてくっきりしてくるかどうかは、すなわち病気として顕在化してくるかどうかは、社会文化的要因が欠かせないのではないかと思うのである。

そういう意味では、注目されている病気は、実はその社会がある必然性をもって浮かびあがらせた産物であり、治療や援助は、その時代の、その社会に足りなくなったものを補完するという側面があるようにも思うのである。私には精神医学がいつも大きな時代の変容を後から追いかけてきたような気がする。清水將之氏の言うように「二〇世紀の延長線上で考えていても二一世紀の子どもの道は見えてこない」のである。私たちは、今ここに生きている子どもや青年を見ることから出発しなければならないと思う。

だから、時代の要請に応えるかのように、グレーゾーンに精神医学が病名をつけ治療することに、私は賛成できない。精神科の医療は大切だと思うが、精神科の領域が広がり肥大していくのを単純によいこととは思えないのである。

また、健康と病気という二極の線上に人を単純に位置づけることはできないとも考えている。健康な人にも病的な側面があるし、病的な人にも健康的な側面がある。長い人生には健康な時も、病気の時もある。そう思うと、健康も病気も併せ持つのが、普通の人間ではないかと素朴に思う。病気・障害という二極で人を捉えないところから考えることが求められていると思う。

いつも病気の人はいないし、いつも健康な人もいないのである。人生は一筋の道ではあるが、過去や未来を含めた多次元の世界なのである。

4　ありのままの子どもを見る

ある時、ある子どもにアスペルガー症候群の可能性はないかという相談を、学校の教師より受け

この子どもにはアスペルガー症候群の可能性はあると思うが、病名がどうかというよりもこの子どもの得意なものと苦手なものをよくみて対応することが大切と思うと話すと、教師に「学校では病気であるかどうかが大事なのです。それによって、学校の子どもへの対応が違ってくるのです」と言われて驚いたことがある。

注意欠陥／多動性障害、広汎性発達障害、○○人格障害というような病名を聞くと、どうも理解しにくかった行動はそれが原因だったのかと目の前の霧が晴れたようにほっとするところがある。そして病気の特徴を聞き、これは病気の症状なのだとわかれば子どもの行動を冷静に見ることができるようになる。それが、周囲の大人にいくらかの安心を与えるのは間違いない。

「問題児」であれば何とかして、たとえばみんなと同じように集団行動がとれるように何らかの対応をしなければならないが、病気となると医師の判断に従うということになる。それが必要な場合もあるが、私が危惧しているのは、多くの子どもの問題が病気とみなされると、医師の診断や治療の対象として見られ、周囲の大人の目に子どもそのものが入らなくなることである。

病気であろうとなかろうと、それぞれの子どもは、喜び、悲しみ、悩み、苦しみながら、この今を生きている。この子どもたちのこころの中に動いているものについてを考え、少しでも理解しようとすることなく、注意欠陥／多動性障害のJ君、広汎性発達障害のKさんと捉え、その症状の中で彼らのすべてを理解しようとすることが、どれだけ子どものこころを傷つけてしまうか、大人は改めて考えなければならないと思う。

病名を知ることが、子どもそのものや子どものこころから目をそらすことになるとすれば、われわれは病名を捨てなければならない。病名は、人の捉え難い苦痛を少しでも和らげ、少しでも生きやすくするためにあったはずである。子どもの生の苦しみから目をそらせるためのものではない。そのためには、病名で子どもを捉えるという視点は捨てなければならないと思う。

目の前の子どもについて考え、自分ができることは何かと考え抜いたとき、初めて病名は子どもを理解するものとして、子どもの側に立ったものとして生きてくる。あくまでも目の前の子どもが第一で、病名は後からくるものだと思う。

目の前の子どもを、病名からではなく、たとえば「周りのことには目が充分に届かないところがあるが、自分の興味をもったことにはコツコツ努力していく○○さん」、「電車が大好きでほとんどの車両は見ただけでわかるし、将来、鉄道会社に勤められたらいいなと思っている○○さん」というふうに具体的に表現することが、その子どもを理解するのに大切なことではないかと思う。普段使っている平易な日本語でその子どもについて説明できるようになることが大切である。

それには、その子どもの日々の生活をできる限りリアルに頭に描き、その子どものこころの動きやありようを少しでも想像することが求められる。その時、その子どもの願いや想いが、悩みや苦しみの合間からその姿を現してくるように思うのである。

自分の病気やその経過、予後、そして治療の選択肢などについて充分に説明を受け、自らの意思で治療を決定するというインフォームド・コンセント（しばしば「説明と同意」と訳される）という概念は、精神科臨床においても重要である。

しかし、困れば困るほど人が信じられなくなるような、大きな「困ったという渦」に巻き込まれて「困った」という自覚がなくなるような事態、たとえば統合失調症の発病初期の場合などは、病名や説明は患者を脅かすものにしかならないことが多い。

その際には、どのように微かなものであったとしても、患者さんとの接点をみつけ治療の合意に至るという過程が重要になる。不眠や身体症状を例にあげて「疲労の蓄積」について説明することや、患者さん自身ではそうは思えないかもしれないが「相当な無理」を続けたと思うと説明することによって、治療への合意に至ることが、当初の説明と合意になるように思う。この道筋で考えると、充分に治療の合意が得られるようになることは、ほとんど急性期から回復過程に入っていく頃になる場合もあると考えてよいと思う。

インフォームド・コンセントとは、一、二回の診察の経過で、大きな説明と同意することを目標としようとするものではなく、毎回、小さな説明と合意を繰り返していくものと考えたらどうであろうか。それは、患者さんとのコミュニケーションの糸口を探し、少しずつでもそれを確かなものにしていこうとするものであるが、この過程こそがまさに治療というものでもあるとも思う。山下格氏は、インフォームド・コンセントについて、「医療者のくわしい説明と患者および家族の質問、そして両者の話し合いの継続という、ごくふつうの情報交換および感情交流から成りたつ」ものと述べているが、病名の告知や治療の説明と同意というものが治療当初や治療の節目に行われるものだけでなく、日々の診療自体が小さなインフォームド・コンセントを積み重ねていくものと考えることができるのである。

このような小さなインフォームド・コンセントの積み重ねとは、お互いの言葉に内包している意味の違いに気づき、共有できる言葉を模索していくことでもあり、これ自体がまさに精神療法そのものであると思う。

しかし、それだけでは不充分だ、という考えもあるであろう。早期に、きちんと病名を告げ、そして治療などについても説明することが、インフォームド・コンセントの基本ではないかと。身体疾患に準じた説明と合意を得るように努力すべきだという考え方もある。これを大きなインフォームド・コンセントと仮に呼べば、私はこれを否定するつもりはない。

しかし、これは、前述したように、患者さんや家族にとっては、末期がんの告知をされたとき以上に、突然、それまでの日常の世界から非日常の世界へと投げ出される体験となる危険性があるように思う。大きなインフォームド・コンセントを行うときには、それに見合うだけの精神的なサポートと体力が患者さん自身にも家族にも必要となるであろう。

患者さんが自分の人生を自分で決定する、ということは、身体疾患でも精神疾患でも当然のことである。自分で決めるという感覚は、「自分が自分の人生の主人公である」という能動性、主体性を高める。その面からも、自己決定を大切にしたいと思う。しかし一方で、たくさんの選択肢を提示され、困惑している患者さんをみることも稀ではない。ときに、自己決定の尊重は、治療者の責任回避の裏返しの場合がある。自己決定を尊重する際にも、治療者としての自分は「何を勧めるか」という判断を伝えることは欠かしてはならないと思う。

インフォームド・コンセントとは、治療するものとされるものが、できる限り対等な立場でそれぞれの責任を果たそうとする、治療を共同作業とするためのものなのではないか、と思うのである。

第10章

支えること

1　支えることとは何か

治療や援助の原点は、支持、サポートにあると思うが、これが実に難しいものである。たとえば、自分ひとりで生きてきたと思っている人には、人に支えられることが極めて屈辱的な体験になることがあるし、あまりにも孤独に生きてきた人には、ほどほどに支えてもらうという程度や感覚がわからず、支えてもらうことを求め過ぎるようになることもある。支えるとは一体どういうことなのだろうか。一言に支えると言っても、少なくとも以下のようなものがあると考えている。

(1) 人間関係の常識としての支持

エランベルジェの記すように、「苦しんでいる者には荘重な態度で「慰め」を、弱い者、小心者には「はげまし」を、節度のない者には「お叱り」を」というような、有史以前から行われてきたような支持というものがある。それは荒井稔氏のいう「苦しんでいる患者に対してはほどよい共感を示し、落胆している患者に対しては逃げ道を用意しながら励ますといった、人間に生来備わっている対人関係上の配慮」と同様のものである。互いに助け合いながら生きていくという知恵や常識である、人間関係の基本としての支持というものがある。生きているということは、相互支持的なものであり、決して孤立することではないし、現実に世界に誰とも関わらずひとりで生きている人などまずいない。このような当たり前で平凡なものは精神療法ではない、と考えるかもしれない。しかし、この当たり前のことが、人と人との関係の信頼の基礎であり、精神療法もいくらかの特殊性をもつとはいえ、人間関係の一つの形であることはこころしておきたい。

（2）「包帯」や「添え木」としての支持

患部を消毒し包帯するように、クライエントの悩みや苦しみに言葉を、そして態度や雰囲気を添える。それは「苦労されましたね」などの労うような言葉になる場合もあれば、「あなたの身体とこころはどんなことがあっても大切にしなければならない」という言葉を毅然として厳しく伝える場合もある。

また、激しい不安や恐怖に直面しているクライエントを、側にいることにより添え木のように支えるという支持がある。これはシュルテのいう「おのれのかたわらにいてくれ、断然いつづけてくれ、ありのままをみてくれることのできるひと」に近く、井村恒郎氏のいう「適応の仕方を根本的に変革しないで、相手の適応能力を支えることに主眼をおきながら、自然に再適応に導くのが支持療法である」に通ずるものである。

（3）見守るという形での支持

誰かが見守ってくれている、誰かに充分に聴いてもらった、誰かが自分のことを心配してくれているという感覚に、人は基本的に支えられることがある。このような見守るという形での支持が、治療者に限らず幅広い人々によってなされる社会こそが、健康度の高い社会というものであろう。また、そのような外からの支えが、やがて内なる支えになることが大切なのは言うまでもない。辛い時や苦しい時、誰かの顔や言葉を思い出す。人の顔や言葉が思い出され、支えられるという、見守られている感覚が心の中に根付くことが大切なように思う。また、支えられた人がやがては人を支える立場になりえれば、あたたかい社会につながることでもあろう。

(4) 元気づけ(指示、指導、助言など)としての支持

井村は、むしろ積極的に不安をしずめることを主眼とし、不安がしずまるのに応じて、相手がみずから自信をとりもどすのを待つものを「元気づけ」と名付けた。具体的には、強い印象をあたえるように、権威をもった確固たる態度で命令したり説得したりすることや、患者自身が不当に抑制したり禁止したりしている欲求を合理的に解放し満足させるように助言すること(指導や忠告)などである。支持と指示はしばしば矛盾するものと考えられやすいが、必ずしもそうではない。指示することが迷う気持ちに形と方向を与え、しばしばクライエントの不安をしずめる。そのためには、まず充分にクライエントの話を聴き、悩みや迷いのありようを理解する必要があると同時に、支持するものに患者の将来に対する高度な先見性と見識が必要であるのは言うまでもない。

(5) 現実的支持(実生活の条件を変えるような忠告・指導・環境調整など)

クライエントの日常生活が少しでも、ゆとりや楽しみのあるものになるように助言する。日常生活というものは、精神療法の扱う領域ではなく、ソーシャル・ワーカーを中心とした福祉の領域のよう

に考えられやすいが、日常こそが患者の生きている場であり、それを知らずして精神療法は効果をあげえないであろう。そういう意味では、精神療法で日常生活を話し合うことは大切である。心理的にゆとりがない時ほど、日々の暮らしに目が向かない。逆に、日々の暮らしにうるおいやゆとりを取り戻すことが、現実的あるいは心理的な負荷に対しての支えとなることが少なくない。これは、クライエントの護りを厚くするという形での支持と言い換えてもよいかもしれない。

また、クライエントの環境に働きかけて、外部重圧の除去や周囲の人の態度に変化をもたらすことも、間接的な支持となる。

（6）過去や未来からの支持

クライエントの個人史の中での思い出、そして将来の夢や希望もクライエントを支える。思い出の中で、あたたかな人の言葉や行為はこころの中によみがえり、クライエントを支え、夢や希望は未来に向けてクライエントを導く。よい思い出をこころに浮かび上がらせ、夢や希望をこころに抱けるよう援助すること。これも支持の一つの形である。

思い出なんかにしがみついて生きてなんかいないとニヒルにつぶやく映画の一シーンがあるような気がするが、そもそも人は、過去と未来に支えられて生きていくのではないか。重篤な病気で余命いくらと宣告された場合を想像すれば、何も特別なもののない未来でさえ自分を支えていてくれることがわかるであろう。

（7）一生懸命に生きている人からの支持

社会に、何をやってもどうにもならないという悲観やあきらめが漂い、人々が生きるということに投げやりになったとき、個々の人も生きる支えを失いやすい。

困難な状況にも関わらず、絶望せずに、希望をもって生きようとしている人を見る。説教ではない、苦労話を聞く。人生に起こってくるさまざまな出来事を受けとめて、その人なりに一生懸命に生きている人を見ること自体が支えになるものである。自助グループのもつ一つのよさはそこにあるように思う。

支持的精神療法は、「大変ですね」「つらかったでしょう」というような定型的な言葉を、対話の間に挿入するもの、と思われやすい。確かに、クライエントの気持ちの流れにそった治療者の言葉はしばしば支持的となる。

しかし、「大変ですね」の一言をとってみても、あるクライエントにはその言葉が「治療者に同情された」と感じられ、同情されるということ自体に傷つく場合がある。特に、自分の力で頑張ってきたという思いの強いクライエントには、「大変ですね」という言葉がクライエントを支えていた自尊感情をいたく傷つける体験となる。それどころか「私の大変さなんて簡単にわかるはずがない」というある種の怒りさえ生じかねない。

そのような時は、「苦しかったでしょう」というよりも、「経験した人でないとわからない苦しみなのでしょうね」と言ったほうが、また、「つらいけど、元気をだしてくださいね」と言うよりも、「とても「元気をだせ」とは言えないけれど、……でもやはり「元気を……少しだしてほしい」と思いますね」と言ったほうが、伝わることが多い。実際「容易にはわからない苦しみ」であることが多く、だからこそ、治療者のもとにやってきているのである。いずれにしても、支持的精神療法においては、言葉だけのマニュアルはつくれないと考えた方がよい。ひとつの文を話しはじめた途中で、クライエントの表情の変化を見て、語尾を変えることも必要である。

誤解のないようにしておきたい。単純に、言葉でマニュアルを記すことはできない、ということを言おうとしているのではない。してはならないこと、言ってはならないこと、というものは確かにあり、これを言葉にして整理していくことには意味があると考える。しかし、それもマニュアルとして言葉にしたとたんに、本来、何故マニュアルになったのかという背景が抜け落ち、言葉だけがひとり歩きすることがあるのである。

言葉は、誰が、いつ、どのような状況で、どのような非言語的表出（語調や表情や雰囲気など）を伴って、発せられるかが重要であり、それらの要因によって、「全体として伝わるもの」は異なってくる。少なくとも対面した精神療法では、文字としての言葉の意味だけが、純粋に相手に伝わることはない。

もうひとつ留意しておきたいのは、支持的精神療法は少し気を抜くと治療者の自己満足的なものになりやすく、決して本当の意味での支持的にならない場合がある。時には、治療者が支持的だと思う言葉を発し、自分自身で返事しているということさえ起こりうる。「本当に、大変なんだよね。……うん（治療者の言葉。クライエントは無言）」などのように。これは支持的精神療法の自己完結である。治療者は自分の言動をどこかで覚めた目で見る自分を必要とする。

ここで視点を転換してみよう。治療者が「何をするか（すること）」「何を言うか（言うこと）」を、クライエントがどのように体験しているか、という側に視点を移してみる。クライエントが「何を支持的と体験するか」という視点から、治療者が「何をするか」をみていくと、それぞれのクライエントによって治療者の「何をするか」が異なるであろうことに気づく。

そのように考えると、支持的精神療法とは、治療者が、その時と場に応じて、瞬間的に「何がクライエントに支持的と体験されるか」について考えることであり、治療者は、自身の言葉や態度を、その瞬間瞬間に選びとり続けなければならなくなる。これは実際にはとても難しい作業であることがわかっていただけよう。これはジャズのアドリブに似て、同じものがない、一回限りのものなのである。

治療者がクライエントのこころのありようをできる限り理解しておかなければ、クライエントがどのように体験するかが予測できないし、クライエントのこころのありようを理解するには、クライエントの言葉や表情や態度などを細やかに観察しなければならない。クライエントの示すほんの小さな手がかりから、クライエントの生活史やそれにまつわる思いを連想することこそ（村瀬）が、支持的精神療法の基礎でもある。

しかし、クライエントのこころに、支持してもらった、助けてもらったという感覚が強く残ることは決して好ましいものではない。できる限りクライエントが自分自身の力で乗り越えたという実感の残ることが、将来、何か困難なことに直面したとき、自分の力で解決しようとする原動力となる。また、何か困ったことがあっても、「何とかなる」といくらか楽観的に考えられる契機にもなる。

そのように考えると支持というものは、多すぎると自分で何とか乗り越えようという気持ちをそいでしまうし、少ないと心理的苦痛が軽減されない。そういう意味で「ほどほどの支持」というものを考えることが重要であり、それこそがクライエントの主体性や自尊心を保ちながら回復するのを保障するように考える。そういう意味では、支持されたという感覚ができる限り薄い支持をこころがけることが、支持的精神療法の肝要なところではないか。

ただ、助けてもらったという感覚にもいくらかの意味や意義があるとは考えている。

人はだれでも自分ひとりだけの力で生きているのではない。自分の力で生きることと、人の助けを借りたり貸したりすることの間でバランスをとりながら生きている。自ずと湧いてくる感謝の気持ちを素直に受けとめることができる方がより自然なありようではないか。短期的な視野や収支で人から助けられたことだけに捕らわれるのではなく、連綿と続く生命の流れの今このときに位置し、社会のさまざまな働きに直接に間接に、関わり生きていることに目を向ける感覚が必要である。無力と思える赤ん坊が人々のこころに灯をともし、病に伏す人が生きる原動力を周りの人々に惹起させることがある。

治療者、または言い詰めれば自分ではない他者が自分に力を貸してくれたことをこころの中の温かい記憶として保持し、困った時には率直に助けを求め、状況によっては力を貸す。ほどよく、貸すも借りるも同じ営みとして引き受ける境地、それが人への信頼という普遍的な思いに発展していくことに繋がるのであれば、病んだことも支えられたことも大きな果実を結ぶといっていいのではないだろうか。

2　人生を楽しむのが最大の薬

十代半ばの青年が、「気分がゆううつで何もする気力が出ない」という主訴で母親とともに受診してきた。ゆううつな気分は中学生頃から続いており、途中から学校へも行かなくなった。一日の多くの時間はゲームとインターネットをしてすごしているということであった。昼夜逆転の傾向はあるものの、睡眠時間としては充分に寝ており、食事も食べていた。

「何かしてみたいと思うことは？」とたずねると「別に」と、「楽しいと思うときは？」とたずねると「別に」とこたえた。確かに表情はさえないものの、うつというよりは自分の将来を否定的、悲観的に捉えていると感じた。何かよい体験を持つ機会はないかと考えたが、私にはすぐには思いつかず、「君は病気ではないと思う。でも、人に相談することは大切なように思う」と説明した。

最後に「何か聞いておきたいことは？」とたずねると、「何か気分がスカッとする薬はありませんか」とたずねた。「ゆううつな気分を晴らしてくれるような薬がほしい」ということだった。「残念ながらスカッとする薬はない。薬は元気になるのをゆっくりと応援するもの」と話すとがっかりとした様子であったが、「君が人生に楽しみややりたいことを見つけるのが、一番の薬だと思う」と話すと少し自分なりに考えているようであった。

思春期の抑うつや不安定な状態に薬を処方するかどうかは迷うことが多い。子どもたちも親も薬に過剰な期待をもち、服薬を希望されることが少なくない（もちろん、その逆の場合もある）。しかし、一度、薬を処方すると薬はなかなかやめにくく、長期の服薬になりやすい。長期服薬のデメリットについては充分に検討する必要がある。

一般的に、スカッとする薬、即効的な薬を求める方には、薬の限界を話す。それだけで、がっかりされて来られなくなる人もいるが、受診の目的が薬そのものであれば仕方がない。処方することが適切なときには、ゆっくりと効いてくる穏やかな薬（これまで広く使用されて薬のプラス・マイナスが充分に知られている薬）の方が長期的な視点から考えると安心であり望ましいことを伝える。薬のプラス・マイナスを知り、しんどい時の、一時の助けの一つとして利用するとき、薬は意外に役立つことが少なくない。

治療者はもちろんのこと患者さんにも知っておいてほしい。薬を飲んでスカッとしたと感じたら、その薬はやめた方がよい。街中で売られている非合法の薬だけでなく、医師から処方される薬でも、飲んだ直後に、急に気分がスカッとしたら、その薬はやめた方がよい。悩みや苦しみが薬を一回飲んだだけで、スカッと消えるのは不自然である。薬で急に自信がつくなんて異様である。薬はじわじわと効いてくるのが普通なのである。

青年たちは、それぞれに困っているから相談に来るのであり、私も「君が人生に楽しみややりたいことを見つけるのが、一番の薬だと思う」とアドバイスすることはそんなに多くはない。でも、頭の中ではいつも考えているのである。私の目の前にいる青年は本当に私のところに来るのがよいのだろうか。ひょっとしたら、もっと他の生き方を選ぶ方がこの青年には意味があるのではないか。

青年でも成人でも、仕事などの無理の連続で疲労困憊し、うつ状態になった方に出会うと、うつ状態から回復するために必要な時間とお金を、うつ状態になる前に、もっと他の楽しいものに使っていたらどうだっただろうか、と思う。温泉とか、それこそハワイ旅行でもして、のんびりとした時間をもったなら、うつ状態にならずにすんだのではないかと思うのである。私は、これこそお勧めの予防精神医学と思っているが、世の中がその方に向けて進まないのは何故なのだろうか。

話を元に戻そう。スカッと元気になる薬をくださいという希望に、私は、「あなたの人生を楽しむのが一番の薬だと思う」と話す。これも、前述した「動きながら考える」と同様に、そのように青年に言えばよいというものではない。人生を楽しむこと、人生に楽しみを見つけることができるようであれば、相談機関などにやって来はしない。人生を楽しんだり、遊んだりできないからこそ、多くの人が相談に来る訳で、「楽しむのが薬」というのは、できないことを言っているのである。実際、言うのは簡単だが実行することはむずかしい。

ただ、私が思春期の応援をするとき、何をやってもだめ、自分の人生にいいことはない、楽しいことはない、何をやってもおもしろくないと言う青年が、その考えを変えていくには、いろいろなことを話すことも大事だが、同時にその人が楽しむこと、人生は辛いこともあるし、悩むこともあるけれど、ほんの小さな楽しみでも人生の中に作っていってもらうことが硬直した考えを変えていく働きがあると思っているのである。泣いたり、悲しんだり、辛い思いをしている人たちだからこそ、楽しみを見つけることが必要で、それは人生の後半をも視野に入れての思春期の子どもたちの最大の課題であるとも思う。

『字通』によれば、「薬」という漢字の語源は、「病を治す草」というものである。更に、「楽」は柄のある手鈴の形が絵になった象形文字。古代のシャーマンは鈴を鳴らせて神を呼び、神を楽しませ、また病を療《いや》したという。いくらかの論理の飛躍を許していただけば、古代より楽しむことは薬だったのだと思う。

私は、小径や路地が好きである。大通りを行けば確実に早く目的地につけるとしても、必ず一つか二つ、大通りから外れた道を選んでいる。小径や路地には、さまざまなものがある。小さな空間に植えられた樹木やつるバラ、何段にも重ねられた鉢植えや盆栽。ところどころに設えた生垣。お年寄りが日向ぼっこをするためのいくらか古びた椅子。使われなくなった七輪。もれ聞こえる話し声や笑い声。魚や肉を焼いている匂い。そこは、道路であるが、生活の場の一部でもあるようなところである。さまざまな人がさまざまな喜びや悲しみや、楽しみや苦しみを感じながらも、穏やかに日々が過ぎていく。

それに加えて、小径、路地はまっすぐでない。一歩足を進めると思いもかけない世界が開けてくることがある。これがまたすごい。そんな道を歩く時、自転車で通りぬける時が、私のささやかな楽しい時間の一つである。一つ問題がある。それは迷子になり、そして、しばしば目的地に達するのに相当な時間がかかり、時には、「ま、いいか、用事はまたにしよう」となることである。

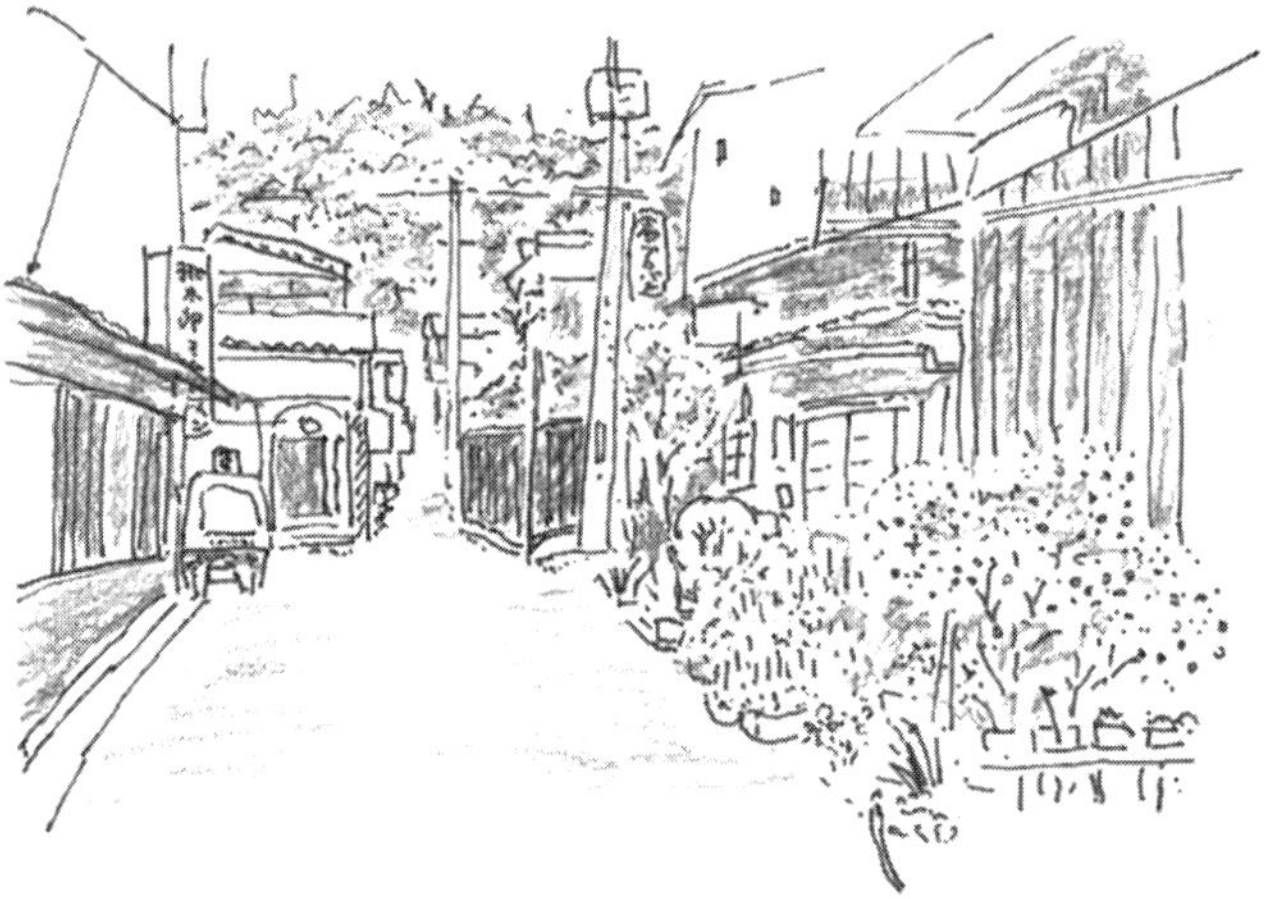

路地

精神科医やカウンセラー、あるいはカウンセラーでなくても相談を受ける人が、その人自身が、「自分の人生には意味がなく、虚しい」などと思いながら人の相談にのっていたり、ハァーとため息をつきながら子どもの話を聴いていたりする中で、当の子どもだけが「人生の意味を見出し元気になる」ということはないであろう。

「いやぁやっぱり駄目だな……」とか、「生きていてもあまりいいことないな……」と思いながら、「人生しっかり楽しむことが大事だよ」と言っても、その人自身が人生を楽しもうと努力していなければ、言葉は子どもに伝わっていかないであろう。

相談を受ける私たち大人は、子どもたちが大人になっていくときの一つのモデルであると自覚する必要がある。自分が一つのモデルであると考え、子どもに映る自分の姿を想像し、相談にのっている自分自身も自分なりに人生を一生懸命生きているか、人生を楽しむ努力をしているか、と問う必要がある。

そのような努力を大人がしていなければ、どのような言葉で子どもに語りかけたとしても、大人との出会いを通して子どもが変わっていくとか、子ども自身が少しやってみようかとか、新しいものを探してみようという気持ちにはならないだろう。子どもは大人たちの生きる姿勢や態度をじっと見ているのである。

人生は楽しいことばかりとは思わない。いつも人生に希望を持ち、明るく幸せに生きていなければならないとも思わない。人生には辛いこと苦しいことの方が多い時期も少なくない。私自身、夜、仕事を終えて家路につくとき、疲れ果てて何も建設的な気分になれず何やらひとりごとを言いながら、うつむいて歩いていたりすることがある。

それでも、私は人生にはいいこともあるのだということを、言葉と言葉以外の雰囲気で子どもたちに伝えていきたいと思う。決して悲観しきらず、「辛いことや苦しいことはあるけれども、人生は決して捨てたものでない」という感覚を絶えず持ち続けることが、相談にのる側の努力として大事なのだと思う。

また、精神障害や発達の問題を治す、改善させる道が、精神医療一つだけとは思わない。家族、友人、知人などの人間的な環境だけでなく、偶然の出来事、実はこれが心理療法だけでなく人生を大きく左右すると思うのであるが……。そして、自然や生き物、本や絵、映画など、数え切れない多くの要因が働いている。そのような医療以外のものへも幅広く視野を広げることが大切なのではないかと思う。

治療や援助とは自然治癒力、自然回復力を最大の追い風として、安全でゆとりのある、その青年なりの成長や回復に導く、舵取りやガイドなのである。風向きと強さを読み、青年の内にあるさまざまな力を読み、青年の力を最大限発揮させることが大切なことなのだと思う。

3　時間の流れと空間の広がりの中で

生きているということは、ある時間の流れと空間の広がりの中にいるということである。時間の流れからみると、長い人類の歴史の一瞬でもあり、また、空間の広がりからみると、広大な宇宙の中の無いに等しい点でもある。苦しい時ほど、人の視野は狭くなるが、時間と空間を広げることにより、人は異なった視点を得ることができる。困っている人への援助の方法も歴史の中でさまざまに形を変えながら存在し、それらの一部が抽出されて磨かれて心理療法と呼ばれてきたのではないかと思う。

子どもの発達という点から考えれば、人は思春期に抽象的な思考力や想像力を獲得し、思考の中で自分を超えることができるようになる。思春期の初めにしばしば子どもは、歴史少年・少女となる。そして、人類の歴史の長い流れに引きつけられ多くの人の生きた物語を仮想体験する。そして更に思索を深めると、ひとりの人の一生とは一瞬の微かな、極めて微かな点滅のようなものであることを知る。

その思いは、虚しさやはかなさであると同時に、現世での対人関係などの苦痛をいくらか軽減させる働きをもつ。自分の人生が一瞬の点滅であると感じたとき、自身の苦悩も一瞬の点滅かもしれないと感じる。それが苦悩を解決してくれる訳ではないが、いくらかは軽減してくれる。もちろん、それは圧倒的な孤独感、無力感というものを感じ、同時に「一人の人間の生きる意味とは何か」という根源的な問いに目が向くという新たな苦しみの始まりでもあるのだが。人生の意味は自分で作り出していくものであると述べたフランクルの言葉は今でも新鮮だと思う。

歴史は「親から子へ」「親世代から子世代へ」という無数のバトンタッチから成り立っている。人の身体は大地に育まれた無数の動植物のいのちを摂取して自らを維持し、そして死してまた大地に戻る。生きている今も、身体のいくらかの細胞は死に、いくらかの細胞が誕生する。無数のいのちの誕生と死で形作られる集合としての「大きないのちの流れ」というようなものの中で生き、生かされている。誰かに助けられ、誰かを助けると言ってもよい。時にはこの「大きないのちの流れ」に、一度自身をゆだねるような気持ちになることも意味があるように思う。

「過去」は大切なものであるが、生きている人間、特に青年にとって重要なのはいつも「この今と未来」である。しかしながら、診察室を訪れる青年の多くが過去にこだわり、過去を振り返りつつ生き、そして心理療法までもがその過去を主題とする場合がある。前述したように過去を見つめることには大切な意味がある。しかし、それはあくまでも今とこれから生きていくためのもので、決して過去そのものが目的ではない。過去はいずれにしても過去であり、終わってしまったものであり、何らかの形で受け入れざるを得ないものでもある。

その過去を巡っての話に、心理療法の多くの時間が費やされているとしたら、それはある種の本末転倒であろう。心理療法の時間はこの今と未来を生きるためにあり、心理療法の眼差しは、この今と未来に向かうべきなのである。

特に、青年を援助する際には、将来の姿を想像することが大切である。もちろん、明日、何が起こるかわからないのが人生でもあり、ましてや、人の遠い先など、予測できるものではないのだが、治療者は目の前の患者・クライエントの、一年後、数年後、一〇年後というように、将来の姿を思い描き、こころの中のスケールとして持っておきたいものである。

現在の青年を細やかに観察すること、そして、その中で将来に伸びていく微かな芽のようなものを見出すこと、その上でこのような人間になってほしいと願うこと、それらの総和として、おぼろげながら浮かび上がってくる、将来の子どもの姿をこころに持っておくことが大切である。特に、子どもをめぐっての親との話し合いというものは、将来の子どもの姿がどのようなものになるかを共同で想像していく過程のようなものではないかと思う。

治療者が、治療者や親の頭の中でぼんやりとではあるが浮かんでくる「将来の子どものありよう」に導かれていくように、「この今に何ができ、何を求められているのか」と考えることが、将来に種を蒔くような作業、将来のために土を耕す作業になるのではないかと思う。

辺縁や周辺の「もの」や「こと」を感じることは、青年の精神的な視野を広げ、それまで青年の中心にあった悩みや苦しみ、そして症状を、相対的に小さなものにするという働きがある。悩みもあるが、楽しみもないわけではない。生きている世界が悩みや苦しみと、楽しみや喜びが雑居するものとなること。前述したが、楽しみやゆとりを感じる芽をみつけ、大切に育むことが心理療法というものではないだろうか。

家庭にひきこもった青年への援助の場合でも、その青年の世界を脅かさず、いかに精神的な世界の周辺を広げていくかが大切なように思う。世の中にあるさまざまな「もの」や「こと」に対する興味や関心を少しでも育めたらと願う。


更に、視野を広げていってみよう。人は家族、学校、職場というような生活の場の中で生きている。その地域を飛行機から写した写真を見ると、わが家も学校も探すのに思わぬ苦労をする。更に人工衛星から写した写真で見ると、ここが日本かなどと思う程度で、わが家も学校も会社も、当然ではあるがわかりはしない。地球をはるか遠くの星のように見るような写真を私たちは持つことができないが、そのような映像を想像することはできる。私という存在を、より離れた視点から眺め、ついには宇宙の広がりのなかで眺めたとき、歴史上の「一瞬の点滅」のように、空間の中でも「一粒の砂」（もちろん砂どころではないのだが）となる。

前思春期から思春期にかけて、子どもはしばしば天文少年・少女になるが、それは自分を眺める視点を想像上に無限大に広げていくという能力であり、また作業でもある。

4　人生のスパイス

失って初めてわかるものがある。空気のように目には見えないが大切なもの。争っていた相手を失って、初めて相手の大切さがわかるときがある。大きな怪我や手術をしたとき、大切な肉親を失ったときも同様である。人は失ったとき、それまでの「ささやかで平凡な日々」の価値に気づく。自身の命の限界を実感したとき、「平凡な日々」が輝いて見える。大切なことは、何かを手に入れることや、何かが変わることによって得られるというような「何か」ではなく、今ここに生きている、この「平凡な日々」にこそ「何か」があるという発想ではないだろうか。

「少年よ、大志を抱け」と人生に大きな目標を掲げるのは、国が一つの方向に向けて進んでいこうとしていた時代や、右肩上がりに経済が発展していく時代にはふさわしかったかもしれない。そこには、青年に自明な生きる道とでもいうものがあった。しかし、現代のように価値が多様化し、経済も低迷してはいるが何とか食べていくことができる時代になると、多くの青年が人生の目標というものを描けず、自分の人生の意味を自分で見出していかなければならなくなる。そこには自明なものはなく、無数の先の見えない選択肢と表現しがたい空虚感がある。

考え方の転換が求められているように思う。成功や達成から平凡なものへ。大きな変化から小さな変化に。中心から辺縁に。抽象的なものから具体的なものへ。青年には、平凡な日常生活の、ささやかなものの中から楽しみや意味を汲み出していく能力が求められているのではないだろうか。大きく派手なものではないが、自分なりのかけがえのない楽しみや喜び。

その一つとして、日常生活のささやかな変化に、そして日常生活の辺縁や周辺の「もの」や「こと」に気づくことがある。毎日、歩いている道沿いの風景のかすかな変化。雨上がりの日差しの輝きとしとしと降る雨の静けさ。早春の木々の芽生え。春の花々、風のなかの微かな花の香り。日差しに輝く新緑、そして紅葉と落葉。晩秋に繊細な輪郭を表す樹々。風呂や布団に入って手足をおもいきり伸ばしたときの感じ。お湯がしっくりと身体を温めてくれる心地よさ。朝の布団の抜け出しがたいぬくもり。学校帰りの子どもたちの賑やかな声。自転車で走り受ける風の心地よさ。スーパーマーケットでのさまざまな買い物風景と物の値段。朝起きて飲むコーヒーの味、汗を流した後のただの水のおいしさ、風呂上りの一杯のビール。些細なことからの兄弟げんか。親子げんか。そして何よりも忘れやすい、目の前の大切な人。

あって当たり前、でも、誰もが必ずいつか失う、貴重な、平凡な日々。人生の先を終わりがないほど長く感じやすい青年にとっても、人生は、必ず失う、偶然の瞬間である。

若い青年といえども、そのことに気づくことが、人生の質を少しでもよくすることにつながるように思う。

青年を援助する目的は、青年のこころの苦痛をいくらかでも和らげるということであろう。そのように考えると、治療者も患者・クライエントも家族も、こころに苦しみのない状態がよい状態であると考えてしまいやすい。しばしば患者・クライエントや家族は、悩みや苦しみをとってほしいと希望して訪れる。そして、治療者も、その願いをかなえられる、まるで魔法使いのような治療者になろうとする場合がある。しかし、それは危険な落とし穴である。

悩みや苦しみは、それが著しく強いために、日常生活を送ることができなくなったり、考えるゆとりがなくなったりするようであれば、もちろんその軽減を考える必要がある。そのためには、心理療法だけでなく、向精神薬の服用も必要かもしれない。しかし、それはあくまでも過度の悩みや苦しみ、不要な悩みや苦しみの軽減を図るものであり、悩みや苦しみそのものを否定するものではない。確かに、悩むことや苦しむことは、決して心地よいものではないが、悩みや苦しみはそれを通して自分自身や人生について考え、その人の人間としての深みを増していくという言わば「人生の肥やし」のようなものでもある。

特に最近の、悩むことをクライこと、場にそぐわないこととして疎んずるという風潮は、悩みや苦しみのない人生を志向させやすい。しかし、そこにも危険な落とし穴がある。あやしげなサークルや得体の知れない宗教が、そして「ある種の心理療法」と称するものまでが、悩みの消え去る世界へと誘惑する。

あえて、人生に悩みと苦しみは必然である、と捉えるところから出発したい。もちろん、楽しみやゆとりと同時にではあるが。そして、本当に大切なことを、適切な時期に、しっかりと悩むことや苦しむこと……、それをいくらかでも手助けするのが心理療法の目的であるとも考えたい。

そのように考えると、悩みや苦しみは、楽しみやゆとりを引き立たせる「人生のスパイス」とでも言えるのかもしれない。付言すれば、個人的には、自分の傷は自分のひとつの証として大切だと思うし、じたばたしながら人生を生き、心残りだと思いながら死ぬのもひとつの生き方ではないかと思う。立派な死に方などいらぬと思う。悩み方や、こころの傷への対処の仕方や、死に方に、ひとつの正解などありはしないし、立派も不器用もないと思う。

5　人生を、今、生きている

時代とともに、科学技術が進歩してきたのと同様に、精神医学も心理学も進歩してきたと考えやすい。しかし、本当にそうなのだろうか。前述したように、心理療法の目的が、人のこころの過剰な苦痛をいくらかでも軽減することにあるとすれば、それを目的としたものは人類の歴史が始まって以来、人々の自発的な行為として、また、その時代や地域に応じてさまざまに形を変えながら、行われていたであろう。他者をいたわり支えるのに長じた人物もいたに違いない。そこに共通するものを見出そうとした先人もいる。

しかし、科学技術の発達が人間の「何でもできる」という万能感を強めてきたがために、精神医学も心理学も「人をわかることができる」「人を変えることができる」というような万能感を肥大させてきたのではないかと思う。確かに、わかろうとすること、そして、少しでも相手が生きやすくなるようにと考えることは重要である。しかし、人のこころのすべてがわかるとか、人を変えることができるというのは幻想ではないか。人は機械ではない。少なくともここ当分はこころのメカニズムを機械のメカニズムのように理解しつくせるとは思えないのである。

科学技術の進歩は、人の手でものを作ることから、機械でものを作ることへと大きな変化をもたらした。産業革命と呼ばれる時代の転換は、効率的に、大量に、均一なものを作ることを可能にした。それにより受けた恩恵は計り知れないものがある。

しかし、精神医学や臨床心理学などが、他の科学技術と同様に、治療プログラムやシステムや施設を整備することによって、効率的に、大量に、均一に人のこころを援助するという方向に進むことには、私は違和感をおぼえる。それぞれの幹から、さまざまな枝葉が伸び、一本一本が異なった樹になっているように、人の個性も同様に幹と枝葉が異なり独特のものとなる。効率、大量、均一を志向することは、樹木を刈り込んで同じ形にしてしまうように、人のこころの微妙な枝葉を刈り込んでしまうのではないかと、私は危惧している。

人のこころを援助することとは、非効率的な、大量ということが難しい、個々に即したものではないか……、すなわち機械化に馴染まない手仕事に近いものではないかと思うのである。私は、私たちが他者や自己についてわかるということはささやかな程度のものである、というところから出発したい。また、人の人生とはそもそも人知を超えたものなのである。

青年を援助することとは、年長者がおもわず年少者をかばうようなものではなかろうか。人生で多くの経験をし、人生の来し方も行く先も見えるようになった大人が、人生の経験が少なく、先が見えず得体の知れぬ不安を感じている青年を護り、その経験から得たものを伝えていくことではないかと思う。やがて青年は大人となり、次の世代の青年にその経験を伝えていく。そのような人から人へのバトンタッチのようなものではないか。

そして人が生きていくということは、大人であっても青年であっても、援助し援助されるという関係の網のなかで生きるということではないかと思うのである。そのような思いをいだきながら、一瞬の点滅であり、一粒の砂である人生を、今、生きている。

旧版・おわりに

臨床の現場というところは、ある種の泥沼である。勧善懲悪の「天に代わりて悪を討つ」というようなことは、間違っても起こらない、曖昧で、よいも悪いも分かちがたい混沌とした世界である。本書で、私は病名や診断がどのような意味や影響を持ちうるかについて、考えようとした。考えながらも、日々の臨床で、診断し病名をつけているのも現実なのである。もちろん、それは子どもたちを救うものとして役立つことを望みながらではあるのだが。

正確な診断が、最善の治療や援助を行う基礎であると思う。しかし、こころという目に見えないものの病気の場合、正確な診断ということがなかなか困難な場合がある。それだけでなく診断名や病名が予想外の意味や影響を持つことがある。それらは必ずしも、治療や援助というものにつながり、更には子どもや青年のこころの苦痛が減り、喜びや楽しみを少しでも感じられる生活に向けて応援するとは限らない。診断名や病名は諸刃の剣なのだと思う。それが本書を記した動機である。

診断名や病名、そしてその特徴的な症状というように、ある枠組みを通して青年を見ると、ものごとがくっきりと整理されて見えるような感じがする。不可解な子どもや青年の言動がわかるような気がしてくる。しかし、そのときに見失いやすいものがある。一人ひとりの子どもや青年によって異なる、悩みや苦しみ、そして喜びや楽しみ。長所と短所。日々の生活。さまざまな思い出と、これからの夢や希望。そのような子どもや青年のこころの枝葉が診断名や病名や症状に隠れて見えなくなってしまいやすい。○○病の△△症状をもっている□□さんと見ることと同時に、あるいは時にはそれ以上に、人生のさまざまな出来事に悩んだり喜んだりしながら生きている□□さんと見ることが大切なのだと思う。そのとき、初めて子どもや青年とのコミュニケーションの糸口がみつかるように思う。

また、子どもや青年が成長、発達する道筋にはさまざまな道がある。大人にもさまざまな大人のあり方がある。多様な成長と発達を保障し、多様な大人のあり方を受け入れる世の中の懐の深さが、今、まさに問われているように思う。時代と文化が多様な発達やあり方を認めないとき、地域社会の人を支える力が衰えたとき、個人の内なる文化が貧困になったとき、健康と病気の間のグレーゾーンにいる子どもや青年や成人は、病気の方へと押しやられてしまうように思う。決して容易ではないが、グレーゾーンにいる子どもや青年や成人を健康な方に押し戻す努力が必要なのではないだろうか。できる限り病気にしないで、援助することはできないだろうかとも思う。

そもそも、健康な人間、病気の人間、と分けて考えることはできないのではないだろうか。多くの人が、年に一度や二度は風邪をひいたり疲れから寝こんだりし、そして元気になっていくように、ほどほどに病気をしたり調子を崩したりしながら生きている。一生、完璧に健康な人は稀であろうし、多いか少ないかの問題はあるとしてもこころの揺れ動きを持たない人も少ないと思う。そのように考えると、人は、皆、病気と健康の境界の判然としないグレーゾーンの中に生きているのではないかと思う。

そしてグレーゾーンこそがふつうに生きる基盤であると考えたとき、初めて多様に発達し、多様に生きるということが可能な、そして助けることと助けられることが同時にあるような世界が開けてくるように思うのである。

全章を通して、私なりの治療と援助について具体的に記した。私なりの治療論、援助論でもある（本書に記した子どもや青年は、今もこころに残っているたくさんの出会いをもとに私が創作した人物である）。読者の皆様に、何らかの示唆を与えるものになることをこころから願ってやまない。

最後に、編集部の岩永泰造氏には企画、編集の労をおとりいただいた。同時代人としての意識に共通する何かを感じている。心よりお礼申し上げる。

二〇〇五年三月　もみじの新芽のころに我が家の住人となった仔犬を膝にのせて

青木省三

文庫版のあとがき

子どもは、こころの中で考えている。はっきりかぼんやりか、どれだけ自覚しているかは別にして、病気や障害であろうとなかろうと、子どもはこころの中で考え、悩んでいる。

昨今の病気や障害への注目や関心の高まりは、その症状や特徴を見つける方に目を向かせ、一番肝心な当の子どものさまざまな思いや悩み、そして考えなどの、子どものこころの内に目が向かなくさせているように思う。「君の悩んでいること、困っていることは何か」ときちんと問われることなく、診断され、治療や処遇がなされる。それが本当に子どもの助けになるのだろうか。

大人は、病気や障害であろうとなかろうと、子どもと向き合い、子どもの言葉に、耳を傾けなければならない。言葉にならぬ子どもの思いを、一生懸命に想像し、受け止めようとしなければならない。それが、関わる大人に求められている姿勢であり、態度だと思う。

子どもの悩みや思いは、周囲の大人に受け止められて、共有されるものとなったとき、そのつらさがいくらか和らげられる。同時に、悩みの原因を少しでも解決できないだろうかと、一緒に考えることもできる。それは現実的な力としてはささやかかもしれない。しかし、そのような人との繋がりの中で、私たちは、つらさをしのぎ、助け合って生きてきたし、それを少しでも豊かにすることがわれわれ大人の務めだと思う。治療や援助とは、そのような大きな人の助け合いの、一部なのである。三十余年の子どもとの関わりの中でそのように考えるようになった。

繋がりの中で生きていくことは、孤立したなかで孤独に戦うことをやめて、力を合わせて生きていくということである。一人で生きていく覚悟も大切ではあるが、同時に人は皆、そのような繋がりに生かされている。自力だけではなく、他力も頼んでの人生……、生きていくとはそういうものではないだろうか。そして、何よりも子どもが繋がりの中で生きていけるようにと思うのである。そのような思いを込めながら、本書を記した。

本書が子どもと子どもに関わる大人に、少しでも示唆と励ましを与えるものとなることを心より願ってやまない。

参考文献

第2章

E・ケストナー『飛ぶ教室』（高橋健二訳、岩波書店、一九六二年）

J・ピアジェ『発生的認識論』（滝沢武久訳、白水社、一九七二年）

第3章

Kretschmer, E: Psychotherapeutische Studien. Thieme: Stuttgart, 1949

E・H・エリクソン『自我同一性』（小此木啓吾訳編、誠信書房、一九七三年）

M・バリント『治療論からみた退行』（中井久夫訳、金剛出版、一九七八年）

第4章

米国精神医学会『DSM-IV-TR 精神疾患の分類と診断の手引』（高橋三郎、大野裕、染矢俊幸訳、医学書院、二〇〇三年）

World Health Organization『ICD-10 精神および行動の障害―臨床記述と診断ガイドライン』（融道男、中根允文、小見山実監訳、医学書院、一九九三年）

大江健三郎『ヒロシマ・ノート』（岩波新書、一九六五年）

村瀬嘉代子、青木省三編『すべてを心の糧に―心理援助者のあり方とクライエントの現実生活』（金剛出版、二〇〇四年）

高橋脩「アスペルガー症候群・高機能自閉症：思春期以降における問題行動と対応」（『精神科治療学』、19/9:

1077-1083, 2004)

第5章
D・W・ウィニコット『情緒発達の精神分析理論―自我の芽ばえと母なるもの』（牛島定信訳、岩崎学術出版社、二〇〇〇年）

第6章
青木省三『思春期―こころのいる場所』（岩波書店、一九九六年）
渡辺武信『住まい方の思想』（中公新書、一九八三年）
外山知徳『住まいの家族学』（丸善、一九八五年）
仙田満『子どもとあそび』（岩波新書、一九九二年）
斎藤環『社会的ひきこもり―終わらない思春期』（PHP新書、一九九八年）
中井久夫『精神科治療の覚書』（日本評論社、一九八二年）

第7章
富田倫生「インターネットが人生の生き場所であるなら」（林紘一郎、牧野二郎、村井純監修『IT2001―なにが問題か』岩波書店、二〇〇〇年）
青空文庫（http://www.aozora.gr.jp/）

第8章
J・ヘイリー『ミルトン・エリクソン―子どもと家族を語る』（森俊夫訳、金剛出版、二〇〇一年）
村上伸治、中野善行、青木省三「ザイクを訪ねて―ミルトン・エリクソンの心理療法」（「こころの科学」五二号）
W・H・オハンロン『ミルトン・エリクソン入門』（森俊夫、菊池安希子訳、金剛出版、一九九五年）
S・ローゼン『私の声はあなたとともに』（中野善行、青木省三監訳、二瓶社、一九九六年）
J・ザイク『ミルトン・エリクソンの心理療法―出会いの三日間』（中野善行、青木省三監訳、二瓶社、一九九三年）
村瀬嘉代子、青木省三『心理療法とは何か―生きられた時間を求めて』（金剛出版、二〇〇四年）

第9章
山下格『精神医学ハンドブック　第五版』（日本評論社、二〇〇四年）
H・ロフティング『ドリトル先生の郵便局』（井伏鱒二訳、岩波書店、一九五二年）
清水將之『子ども臨床―二一世紀に向けて』（日本評論社、二〇〇一年）

第10章
青木省三「「支持的精神療法」をめぐって」（「こころの科学」八三号）
荒井稔、荒井りさ「支持的精神療法」（阿部裕ほか編『精神療法マニュアル』朝倉書店、一九九七年）
井村恒郎『臨床心理学叢書　心理療法』（世界社、一九五二年）
白川静『字通』（平凡社、一九九六年）

村瀬嘉代子、青木省三『心理療法の基本―日常臨床のための提言』（金剛出版、二〇〇〇年）
エランベルジェ『エランベルジェ著作集3』（中井久夫編訳、みすず書房、二〇〇〇年）
W・シュルテ『精神療法研究』（飯田眞、中井久夫訳、岩崎学術出版社、一九九五年）
V・E・フランクル『夜と霧』（霜山徳爾訳、みすず書房、一九八五年）
滝川一廣『新しい思春期像と精神療法』（金剛出版、二〇〇四年）
村瀬嘉代子『統合的心理療法の考え方―心理療法の基礎となるもの』（金剛出版、二〇〇三年）
中井久夫『中井久夫著作集・精神医学の経験、全3巻および別巻』『中井久夫著作集・精神医学の経験、第2期全3巻および別巻』（岩崎学術出版社、一九八四年から）

本書は二〇〇五年五月に、岩波書店より刊行された後、
二〇一二年二月に、筑摩書房より文庫化された。

新装版・あとがき

臨床に携わっていて、子どもや大人の治療や支援に関わる人たちの目が、行動の観察にばかり向き、「何を思い、何を考えているか。何に悩み苦しんでいるのか」というように心に向くということが手薄になることがあるのに気づいた。それは、当の子どもや大人に伝わり、彼らの孤立を深いものとする。病名でも同様のことが起きる。病名は大切なものではあるが、それはその人の気持ちや意志、悩み苦しみを考えることと対になってこそ意味をもつ。病名を伝えられるだけで、気持ちが楽になる人はいない。

言葉などでの表現手段が希薄な人ほど、その気持ちや考えを理解しようと、微かな手がかりから想像していく必要がある。自分の悩みやつらさがわかってもらえたと感じる時、その人の悩みやつらさは人に伝わるものとなり、人とのやりとり、そして人との繋がりの契機になる。本書が、青年やご家族、そして青年の支援に携わっている人々に、何らかの示唆を与えるものになれば、望外の喜びである。

編集部からの提案で、本書の巻末には、山登敬之先生、吉田敬子先生、井原裕先生、清水將之先生、神田橋條治先生、最相葉月先生、田中康雄先生の書評を掲載させていただいた。いずれも、私自身が先達・先輩、そして同世代の先生たちから教えられ励まされ支えられたと感じ、その後も臨床を続ける力をもつことができた思い出深いものである。先生方には、改めて心より感謝申し上げる。

日本評論社からは、本書と共に『思春期 こころのいる場所』『時代が締め出すこころ』の二冊も復刊していただくことになった。この三冊はそれぞれ一九九六年、二〇〇五年、二〇一一年に記したものので、間隔はあいているが、私の中では連続しているものである。時代の変化の中で、さまざまな人に出会い、多様な現象を見るにつれて、私自身の少しずつ変容している部分と通底している部分をわかっていただけると幸いである。三冊の本を通してみると、もがきながら生きてきた私の軌跡もぼんやりと浮かび上がってくる。多くの若者とともに、何とか私も生き延びてきたのだと思う。

改めて、これまで出会った多くの若者や大人たち、そして先輩、同僚、後輩、友人たちにお礼申し上げる。皆様との出会いなしに、臨床を続けることはできなかったし、自分自身を深めることもできなかったと考えている。また、このような機会を与えて下さった日本評論社　遠藤俊夫氏には、長年に渡る親交の中で、励まされただけなく、いろいろなことを深く考える機会をいただいた。改めて心から感謝申し上げる。

七一回目の原爆の日の朝、その日に消えてしまった叔父に思いを馳せながら

青木省三

青木省三／精神科外来シリーズ特別付録②

青木省三——人と作品

本稿は、本シリーズの復刊・新装版刊行にあたり、それぞれの解説にかえて、これまで青木省三氏の著作になされてきた書評や解説等を中心に、おおむね年代順に編集部が配列したものである。本シリーズ以外の著作への言及も多く含まれているが、それぞれの語りは、そのまま青木省三氏の人物像や臨床感覚のくわしい解説ともなっている。本書への転載をご快諾いただいた諸誌・諸氏にあつく御礼申し上げます。

（編集部）

『僕のこころを病名で呼ばないで——思春期外来から見えるもの』（岩波書店、二〇〇五年五月）

評者・山登敬之

　こういう本を読むと、ああ、エライなあ、オレもマジメにがんばらないとなあ、って気になりますね。いや、わたしだってマジメですし、ときにはがんばってもいるんだけど、でも甘いな、まだまだだ。

　こないだたまたまサリンジャーの『キャッチャー・イン・ザ・ライ』を読み直したんですが、あの小説の終わりのほうで、ホールデンが自分が中退した高校の先生の家を訪ねるところがあるでしょう。アントリーニ先生がホールデンに、ある精神分析学者の言葉を読んで聞かせるんですよ。

「未成熟なるもののしるしとは、大義のために高貴なる死を求めることだ。その一方で、成熟したもののしるしとは、大義のために卑しく生きることを求めることだ」

　青木先生の本を読んでいて、ふとこのシーンが頭に浮かんじゃったのはなぜだろう。とにかく、ちゃんと感じて、ちゃんと考えて、ちゃんと仕事をしているオトナが書いた本って感じがするんですよ。それでいて難しいことはなにひとつ言ってない。オレもこういうふうに仕事して、こういう静かな語り口でものが言えたらなあ、って思うんだけど、なかなかかね。

たとえば、精神科における診断、あるいは診断する行為それ自体を論じるときに、わたしなんかは、おもしろくねえなあって感情から入っちゃうところがある。最近ちまたにかまびすしい、アスペルガー障害とかＡＤＨＤとか、性同一性障害や各種の人格障害にしてもそうなんですが、いいじゃないか、いちいち名前をつけなくても、って気がしちゃうんです。そういう人は最初からそういう人なんであって、それを相手にするこっち側がどういう態度をとるかって、そのことのほうが問題なんだろう、と。

かといって、そのように突っぱねることもできず、なぜ突っぱねられないかといえば、そういう患者が実際に目の前にいるから。名づけられることで本人が楽になったり、便利になったりすることも、よく知っているから。そこで、「もちろんそのように名づけられる人々がいることは否定しない」なんて断りを入れることになるのですが、これがまたおもしろくない。自分のうちにそういう矛盾を抱えて仕事しているのが、イヤになることがあります。

このへんの問題について、青木先生はどう考えているのでしょう。先生曰く「注目されている病気は、実はその社会がある必然性をもって浮かびあがらせた産物であり、治療や援助は、その時代の、その社会に足りなくなったものを補完するという側面があるようにも思うのである。（中略）時代の要請に応えるかのように、グレーゾーンに精神医学が病名をつけ治療することに、私は賛成できない」

「グレーゾーン」っていうのは、病気とも健康ともいえない状態のことなんだけど、ほら、考えてることはわたしと一緒でも冷静でしょ、態度が。ああ、こういうふうに言えばいいんだよな、って気づかされたところがほかにもたくさんありました。

そもそも診断というものは、患者本人の利益につながらなくては意味がないわけですが、わりとこっち側の事情が優先されすぎてる気もします。目の前のよくわからない事態をハッキリさせてほしいという本人や周囲の要求にあわせて、医者が病名をつけて安心させてあげる、というような。それはまた、医者に与えられた特権的な行為ですから、そこにはある種の快楽が生まれる。平たくいえば、えらくなったような気がするってことです。これじゃそれこそただの未熟者ですが、医者のほうも、ラクしたりいい気持ちになったりしたがりますからね。

それからもうひとつ。もしも、「ボクのこころを病名で呼ばないで」と言う子どもがいるとしたら、そいつは「オレとアンタとどこが違うんだよ」って言ってるんだと思う。診断というのは、健康と病気、病気とべつの病気を分ける働きがあるけれど、精神科の場合、それによって医者である自分と目の前の患者をも決定的に分ける。この無念をどう抱えるか。たどりつくのはそのことなのですが、答はそう簡単にはみつからないでしょう。

青木先生も、きっとこの種の「無念」を抱えながら仕事をしているにちがいない、とわたしはにらみました。それが伝わってくるんだ、この本を読むとね。

（初出『こころの科学』一二三号、一二七頁、二〇〇五年九月）

『僕のこころを病名で呼ばないで――思春期外来から見えるもの』（岩波書店、二〇〇五年五月）

評者・吉田敬子

通常書き手の人となりは著書とは独立して扱われるが、やはり書いたものに反映されるのは当然の成り行きであり、医学分野では特に精神医学領域の本についてもあてはまる。わけても本書では、タイトルに込められたメッセージも含め青木氏の人となりと生活史がすべて臨床哲学として内容に凝集されていると思う。そこで、氏との交流から私なりに捉えた彼の人となりとともに、それが本書の臨床のあり方とどのように結びついているかを紹介したい。

著者の体験と患者と家族に向きあう姿勢

本書を読むと、青木氏の子ども時代からの体験と人柄の一端を知ることになる。彼は、成人した今でも「見えないものに対する想像力の欠如」があるとのこと、食事でも食器のかげに隠れているところを食べずにいてそれにずっと気がつかないでいたらしい。そのような「認知の発達」に特徴がみられていた青木氏は、幼いころ母親に手を引かれてどうも児童相談所らしいところに連れて行かれている。その道すがらのことを子どもながらに少しもどかしいような、なんだか重大というのではないが異質で緊張するような淋しい「体験」として覚えている。子どもも親も、医学的説明より、私たち診察医の声の調子や表情あるいは診察室や受付の雰囲気、または待っている他の患者などを後々まで覚えているのかもしれないと考えさせられる。

また、「エリクソンと私」の箇所では、青木氏がなぜエリクソンに惹かれるかが理解できる。彼には、外見からでもかなりはっきりとわかる脊柱側湾があり、それが病気を持つエリクソンに重なっている。実は私は十数年の交流の中で、ときには旅の途中で一緒にプールに入ったこともありながら、最近まで氏の側湾には気がつかず、本書で初めてそうであったのかと確かめた次第である。青木氏流にいうと「見たいところや興味のあるところだけしか見えていない」私自身も含め、さまざまな認知発達上の条件や特性を持った人間が、子どもと向かいあって臨床を行っているのだと苦笑し再認識させられた。

思春期精神医学では家族の問題がかかわるところは大きく、本書でもさまざまなケースが紹介されている。本書から感じとれる彼の治療の目的は、家族全員が無理せず心地よい状況の収まり具合を見いだす手伝いをすることといっても過言ではない。彼自身も家族をとても大切にする。原爆のため体の弱い父とそれを支える母親を想う不満や批判なしの優しい子どもであった。一七年前に英国のモーズレイ病院で同じ留学生として青木氏の日常を知る機会があったが、滞在中ほとんど毎日、日記代わりにせっせと子どもや奥さんに書いた絵はがきを日本に送っていた。当時の青木氏は恐ろしく狭い部屋で生活していたが、何かしらいつもほろ酔い加減の生活はいかにも楽しそうであった。

青木氏が紹介している治療のコツ

本書で紹介される治療のあり方は、素朴な疑問と想像力、細かな観察による患者理解と、ほどよいバランス感覚を持って無理のない治療を行い、患者にもその感覚を日常生活の中で感じとってもらうということである。面接では、思春期の子どもたちに「少しでも気持ちよく生きて健康を維持する」ことの大切さを伝えようとする。そのために面接では診断基準に列挙される「症状」としてではなく、昼寝や居眠り、うたた寝をする子どもは健康度が高いという考えを持って、「睡眠と食事についてできる限りていねいにたずねる」という。

精神科診断の功罪

青木氏は物事を割り切って強く断言するほうではない。しかしながら本書ではっきりと罪の部類にあげている診断名に、境界性人格障害がある。この診断を慎重に行う理由として、「健康」人との間に連続性があり、診断してその特徴に注目することで症状がより明確化し増悪させる場合が多く、治療者側にも感情的な反応を生みやすいことをあげている。「グレーゾーンに精神医学が病名をつけることに、私は賛成できない」との立場を明らかにして、診断を保留する意味について思春期危機の含みの重要さを例に説明している。

最近問題になっているのは、軽度発達障害の診断と治療をめぐる議論であろう。青木氏は、発達障害というより社会的マイノリティーと理解する考え方に賛同している。そして、徹底した統制のもとではキレることさえできないことを歴史が教えてくれていると述べ、こうした子どもたちのプラス面に光を当てることが、新しい時代の大人となる子どものよさを引き出すことになるのではないかと示唆している。しかし私が思うに、これらの子どもは最大公約数の周囲と違うこと、目立つことに神経を尖らせてもいる。個性を社会の中で発揮するには、したたかな自己主張と抑制とのバランス感覚が必要と私は考える。「さまざまなトラブルを起こす子」は本人がわざとそうしているのではないという意味で診断という安全弁を与え、環境調整や問題解決の場も保証したうえで、「いろいろなことに興味を持つ好奇心旺盛な子」としての個性を伸ばしていくのが実際的であると私は考えている。

僕のこころを病名で呼ばないで

精神科医としてのスタートを切ったところの若い医師には、本書の「おわりに」を必ずよく読んでほしい。このタイトルが意味するところが、正確にかつ凝縮されてまとめられているからである。そこには青木氏は「正確な診断が、最善の治療や援助を行う基礎であると思う」ことが大前提であると明記している。これを読みはずされることは、彼にとっても残念なことであろう。最後に本書には、著者が描いたなつかしさを呼び起こすような風景画がちりばめられている。素朴で彼の文章のようにほのぼのとしていて読者に幸福を与える。このようななつかしさを含んだ幸福感が、本書の読者の臨床を通じて、患者である子どもとその家族に送り届けられることが、何より著者がこのタイトルに込めた願いであろう。

（『臨床精神医学』三五巻一号、九九―一〇〇頁、二〇〇六年）

『精神科臨床ノート』（日本評論社こころの科学叢書、二〇〇七年一〇月）

評者・井原　裕

田中将大投手のようなプロ選手から、リトルリーグの無名の野球少年に至るまで、ある程度知的に野球を考えようとする人で『野村ノート』（小学館）を読んだことのない人はいないと思われる。本書は、『野村ノート』のようにプロ中のプロが仕事の極意を語ったものであり、まさに『青木ノート』の名にふさわしい会心の著である。

著者はいう、「本書は、患者さんが退出され、次の患者さんが入室されるほんの少しの合間に、こころに残ったことをメモ書きしたものをもとにした、極めて実際的・現実的なものである」（p.v）と。すなわち、本書は野戦の場での一瞬のひらめきや、窮地を救った土壇場の発想の数々を拾い集めて、豊富な実例とともに編纂したものである。次から次へとこんこんと湧いて出るアイデアには、同業の後進として、大きな尊敬とそれ以上の羨望を感じざるを得ない。

本書の論述に説得力をもたせているのは、著者の強靱な人間観である。それは、臨床という混沌から生まれ、心理戦の渦中でもまれ、たたかれ、鍛えられして、なお依然としてつぶれることなく残ってきた逞しい経験知の総体である。知性のかけらもないマニュアルのたぐいも、融通の利かない膠着した治療技法も、トリビアの泉に沈みがちな思弁精神病理も、臨床という戦場ではなんの頼りにもならない。現場の緊張感のなかでほとばしった知性の創造の所産だけが、修羅場を踏む戦士たちの最後のよりどころとなる。

本書の対象は、統合失調症やうつ病・うつ状態はもちろんのこと、摂食障害、広汎性発達障害、注意欠陥多動性障害など広範にわたり、世代別にみても児童・思春期、青年期から老年期に至るまで、精神科医の仕事の全体におよぶ。著者は、目下、若手精神科医からロール・モデルとして熱い視線を向けられている存在だが、それも蓋し当然である。本書に示された、質量ともに他を圧倒する臨床経験をみれば、誰もが納得せざるを得ない。これだけ幅広い領域にわたって、自信をもって臨床を語れる人はいない。

イマジネーションとクリエイティヴィティに満ちた発想の数々を披瀝したあと、著者はそれらを「常識的なこと」「常識にすぎない」といってのける。しかし、読者は、一見謙遜にみえるこれらのことばに決してだまされてはいけない。それは、シャーロック・ホームズがワトソン医師に「わかりきったことさ」「みてのとおりさ」というのに似ている。ホームズにとって「わかりきったこと」は、ワトソンの、また多くの読者の眼には驚嘆すべきこととして映る。しかし、ホームズは、「この程度のことを見破れないようでは探偵は務まらない」といっているのであり、青木教授も「この程度のことは常識になっていなければ、精神科医は務まらない」といい切っているようである。

実際、著者が「常識」と呼ぶものの多くは、精神医学の常識を覆すものである。オープン・クエスチョンの侵襲性の指摘（p.260）は、舶来の精神療法教育のセオリーにあえて疑問を投げかけている。治療関係の自然なフェイド・アウトを推奨する「忘れ去られる存在としての治療者」(p.46)の一節も、大団円の結末を好む症例報告用精神療法の価値観を転倒させている。「『問題』の病気化?」(p.241)の指摘は、今日の精神科外来の最大の問題を捉えている。一方で、子どもの発達における「『悩み』『苦しみ』『争い』『不幸』という一見マイナスのようにみえるもの」のポジティブな意義(p.61)、成人後に診断された広汎性発達障害をあえて「障害」とみなさず、むしろ「個性」と捉えていくこと(p.196)などのように、逆転の発想によって新たな支援の方向を探っている。精神療法の資格や認定に疑義を唱え(p.4)、精神療法の伝承不能性を説くくだり(p.16)は、この職業の重い現実に直面させる。歴戦のつわものですらこう語るということは、後進には道なお遠しである。精神療法を学ぼうと思えば、手っ取り早く技法だけマスターしようとしてもむだであり、われわれ自身が歴戦を経て、つわものの域に一歩でも近づく以外に王道はないということである。

一方で、精神科臨床以外でも使えそうな、深い真理に触れた一節もある。「別れは、突然に、理不尽なかたちで訪れる」(p.47)などは、人生の苦さを知り尽くしたミドル・エイジがひとりバーの片すみに座り、ウィスキーで舌をやきながらつぶやくセリフのようである。精神科臨床というものが、人間についての洞察、人生についての感慨抜きにしてはなしえないことの証左であろう。

精神科医の魂を実験科学者と公衆衛生官に売り渡した感のある昨今の精神医学において、精神病理・精神療法学を奉ずるアカデミシャンは、貴重な存在である。診療録のページをめくり、病歴を洗いながら、患者の「人生の流れを把握」(p.227)し、そこから次回の診察のポイントを探って、作戦をもって面接に臨もうとする。こういう戦略的思考はプロの精神科医にとって必須の条件だが、一体このようなことを指導できる教師はいるのだろうか。

それは、今どき、イリオモテヤマネコやアマミノクロウサギやヤンバルクイナのような、「絶滅危惧種」かもしれない。しかし、これら南西諸島の希少種は、地理的な孤立という不利を、生存への好条件に変えて、今日まで生き延びてきた。精神病理・精神療法学は、「日本語」という言語的な孤立を、生存への好条件に変えて、今後も存続し続けるであろう。

臨床のオールラウンド・プレーヤーたる著者は、南海の密林を勇躍疾走するイリオモテヤマネコのように、臨床のジャングルに縦横無尽の足跡を残す。その不羈の才の数々を描き出した本書は、プロフェッショナルの血をかきたて、激務に立ち向かう気概を鼓舞させる。こうして臨床のサムライたちをして、絶滅寸前で踏ん張るヤンバルクイナのようにガンバル気にさせる、本書はそんな「勇気の書」である。


（『臨床精神医学』三七巻六号、八五五頁、二〇〇八年）

『ぼくらの中の発達障害』（ちくまプリマー新書、二〇一二年一一月）

評者・清水將之

発達障害に関連した本が本邦では数百冊刊行されている。その上にまたか、という思いは読了して見事に裏切られた。何がいいって、これは、当事者および関係者（家族や教員を含む）にとって、まことに便利な本であることだ。読んだその日から、当事者の生き易さが上昇し、周囲の人たちも付き合い方のコツが判り始めるのだ。

さまざまな読者の便を十分考えて、著者は懇切な読み方の術を序文で述べている。「今、困っていることがある人」（当事者）は第6章から読み始めてほしいと言う。評者が考えるに、本書を手に取った人はすべてこの章から読み始めることを推奨したい。あえていま、著者が何故この書物を刊行したいと考えたのか、そのところが理解されるからである。第6章には、何が書かれているのか。

『人の言っていることが分からなくなったら』『学校のことで悩んでいる人に』『気持ちのもち方』『仕事で迷っている人に』『恋愛――人を好きになる』『ユニークな発想で人と繋がる』『みなに合わせて生きていく』

よくあるように、コミュニケーションの……とか社会性の……といった、専門家が客観的に脳髄で概念化させた切り口をこの著者は用いない。当人の困り感から発した問題点の把握より入って、きわめて具体的な身の処し方を助言してゆく。しかも、この章は、小見出しが黒地に白抜きになっており、全文がゴシック体で組まれている。視覚優位の人たちへのぬくもりある配慮であろう。

続いて第7章を読めば、家族も、学校では教員も、彼（女）と明日からどのように付き合ってゆけばよいか、具体的な手立ての技をそこに発見することができる。

このような書物が刊行されてしまったので、これからは自分のクラスに発達障害（ASD、ないし発達段階に減り張り）のある児童・生徒を持つ教員は、子どもと付き合うことの難しさについて苦情や困惑や不平を口にすることが憚られるようになる。この本をまだ読んでいないのか、という誹りを免れることができないから。

発達障害の小さな断片特徴は、誰にでもあるという著者の掴み方。書名にも表現され、本書の隅々にまでそのことがさまざまな例を用いて説かれている。これには、評者も賛同している。発達障害に限ることなく、著者は《病気をではなく、人の生き様を読み取れ》と語り続けてきた人であり、本書もその延長線上に位置づけられる還暦記念の名著である。

青年期精神医学の指導者である著者は、生まれ育った広島市の繁華街八丁堀で、市電線路上に両手を広げて立ちはだかって警察に補導され、身柄引取りの労をご母堂に煩わせた思春期の武勇伝を持つ。高校生になってからは、短期家出を繰り返して寺院や怪しげな修養施設などで本物の大人と出遭い、人間というものの底深さを学ぶ巡礼を繰り返した。そのような（一部、逸脱も含めて）懸命の研鑽と闡明《せんめい》の努力を重ねる中で人生の枢要を学び取ってきたからこそ、真贋の紛れなき暖かい精神療法家となることができたのであろう。

精神科医療への道は、知識や定型化した技巧の習得などをはるかに超えたものである。そういった鍛錬の先には、診療対象の年齢や病態の差などはないのだ、そういうことを本書は結果として明示しているのであろうか。

（『精神療法』三九巻一号、一四九頁、二〇一三年）

『ぼくらの中の発達障害』（ちくまプリマー新書、二〇一二年一一月）

評者・神田橋條治

なかばまで読み進んでいる途中、ボクの内側にスーッと涙のような流れを体感しました。自分の人生での数限りない「生きにくさ」が他者に理解された、そして自分自身でも理解できたという、安らぎをともなった静かな歓びがありました。この理解は「発達障害」とラベルされている人々へのボクの理解もきめ細やかにするだろう。本書を多くの人々に読んでもらいたい。それが、頼まれてもいない書評を申し出た動因です。

近ごろ大きな書店のコーナーには「発達障害」関連の出版物が溢れています。その大部分は「発達障害」を知的に理解しようとする「客観的に行動を観察し、障害特徴に当てはまるものを探す……」

著者が「外から目線」と呼ぶ記述内容です。「診断基準の項目は、苦手なことやできないことであり、基本的に短所から成り立っている」ので、「その人がどのような気持ちで何を考えて生きているかということに目が向かなくなる」方向へ読者をみちびきます。発達障害者の適応不全が、難治性の統合失調症と誤診され、精神科閉鎖病棟の住人にされている風潮の大きな要因です。

次に多いのは「援助法」のガイドです。これもその多くは「外から目線」の影響下にあり、被援助者の奇異な言動を処理する技術の趣があります。「考えと意志をもった主体」すなわち「体験者自身」は蚊帳の外です。目を凝らして探すと、膨大な出版物の中に当事者の体験記を見出します。ボクはそうした体験記から学ぶことが多く、若い人々に推奨してきました。

ずいぶん前のことですが、主要な内科疾患を採り上げ、自身それを患っている医師が執筆を担当した医学書を読んだことがあり、記述内容が通常の内科教科書と大きく違うのにショックを受けました。客観的知識と体験者としての主観とを兼ねている一人の個人が生みだした考えこそ、援助活動の基盤として役立つ「理解」です。「外から目線」の知識と、別人である当事者の体験記とを突き合わせてみても、隔靴掻痒のもどかしさがあり、深さときめ細かさが、個人の内側で突き合わされた記述には敵いません。

表題「ぼくらの中の」には二重の意味が含まれています。ひとつは、ぼくらの付き合っている周囲にさまざまな、千差万別の発達障害者があり、現行のタイプ分けは現実と合わないとの意と、ぼくたちは皆、自身の中に発達の遅れや歪みをもっているとの意です。本書を手にとって、わずか数ページの最終章「君も僕も発達障害」を読んでください。ここに著者の立ち位置があります。客観的専門知識とさまざまな場面で「生きにくかった」体験者としての自省とを突き合わせて生みだした理解（仮説）をもとに、著者は「困っている人」を観察し問いかけ聞き入ります。次第に、「周囲を困らせている」奇異な言動が「困っている人」のもがき・試行錯誤・悲鳴・絶望であるとの理解（仮説の検証と深化）へと進みます。そのプロセスは同時並行して、対話の相手の内側に「生きにくさ」が他者に理解された、そして自分自身でも理解できたという、安らぎをともなった静かな歓びを生じさせる精神療法になるはずです。そして、著者への照り返しとして「人は、皆、グレーゾーンに生きる」という人間観が生まれました。著者は精神療法、それも特定の学流に属さない、常識や人間知を踏まえた精神療法を追求してこられました。その歩みにさらに確かな足場を築かれたようです。

思い返せば、ボクは若いころ「境界例」の精神療法に専念しました。そして到達したのは「あなたも、わたしも、境界例。みんな、対象不安を抱えて。それを自己欺瞞する活動に専念しているのだ」との信念でした。以後、その信念に支えられて、技術が進歩したような、型が崩壊した結末になっています。著者への親しみが増しました。

それはともかく、本物の「理解」は、自他の壁に穴を開けて、双方の気持ちや考えが行き交う「相互理解」を助けます。通訳の機能です。本書は通訳の機能をもっているので、援助する側・される側の人々、専門職に限らず、すべての人に読んでほしい。自身の内なる発達障害を感知できると、有害な野次馬になることを免れます。

（初出『こころの科学』一六八号、一〇四頁、二〇一三年）

『ぼくらの中の発達障害』(ちくまプリマー新書、二〇一二年一一月)

評者・最相葉月

似たり寄ったりの私たちにできること

発達障害が初めて大きく報じられたのは、二〇〇〇年に愛知県豊川市で起きた主婦殺人事件の時だった。犯人の高校生が自閉症に属するアスペルガー症候群と診断され、この聞き慣れない障害に注目が集まった。障害を犯罪と結びつけるような誤解が広まったため保護者団体が声を上げ、ジャーナリストの中には、正しい理解を求めて取材を重ねる心ある者もいた。

では、専門家はどうだったか。本書巻末の参考文献を見てもわかるように、専門家による一般向けの書籍を入手できるようになったのはここ数年だ。理由は簡単で、事件当時、小児科医でもアスペルガー症候群を知らない者が七、八割、診断できる医療機関は全国二十か所もないという状況だったからにほかならない。発達障害者支援法の成立が二〇〇四年だから当然とはいえ、遅すぎたといっていい。

最近は平易な解説書も刊行され、充実した専門サイトも登場した。ただその反動か、安易に障害と決めつける風潮がありはしないか。あの人が変わっているのは発達障害だからだとわかった気になっていないか。本書は、そんな問いが出発点にある。診断は障害への理解を深める一方、その人がどんな気持ちで生きているのかに目を向きにくくさせる。心の内を見ない「外から目線」という表現に膝《ひざ》を打った。

発達障害者の目になり心になって、社会がなすべきことを考える。支援者は連携しても包囲網になってはいけないとか、発達障害は「性格」と位置づけた方がいい場合が多いなど示唆に富む指摘があるほか、彼らの特性を生かす職場が失われつつある社会状況にも目を開かせてくれる。話がわかりにくい時はどうすればいいか、など、当事者向けの対処法が紹介されているのもありがたい。

私は某紙で人生相談を担当しているが、人付き合いが苦手とか、新しい環境になじめないといった相談は毎回届く。私も含め、みな似たり寄ったりだ。誰《だれ》もがグレーゾーンにいるという連続性を意識しつつ、障害をもつがゆえの生きづらさの実際を知り、支えていく。本書が提案するのは、そんな複眼的な思考をもつ豊かな社会のあり方だ。

（『母の友』七一八号、六八頁、二〇一三年）

『精神科治療の進め方』（日本評論社、二〇一四年六月）

評者・田中康雄

本書は治療学の本質を説いている。学派手法に拠らず、精神科治療の本質、広義の精神療法について述べている。

広義の精神療法とは、なにをおいても患者に害を与えないことと、その方を元気づけることに尽きる。そのためには、患者と呼ばれる方とどのように出会い、どのような関係を築くかが重要となる。

青木省三先生は、まえがきに「一人の人をどのように理解し、どのように援助していくかという、精神科治療の考え方・進め方」を記したと述べた。そして本書の最後に「（精神症状の）奥にあるその人の毎日と生活を見る」ほうが大切であり、「精神症状の苦痛を少しでも和らげようと試みるが、同時にその奥の毎日と生活がよいものになることが治療や援助の目標ではないかと考えるようになった」と述べた。

よい生活への後押しこそが精神科治療である。非常にシンプルであるが、実際はいかに難しいことか。

よい生活とは、個々にとって異なり、実はほんとうにささやかなものでもあろう。その小さな明かりに目が向くように、気持ちが向くように支持し続けていくなかで、患者と呼ばれる方が自力で歩み始めることを焦らずに待つことが応援となる。その小さな明かりは、その方が歩んできた生活の歴史のなかに隠れている。ゆえに「生活の細部をていねいに見ていくこと」が大切であると青木先生は述べる。

本書は二〇の章立てで構成されている。序章「精神科治療を始める前に何を考えるか」では、症状の意味を考え、これまでの人生を振り返り、治療者としてどのように対峙すべきかが述べられている。場合によっては、受診を遠ざけることも治療的であり、周囲の人たちの存在が治療的でもあるという。まさに広義の精神療法である。続いて、最初の出会い方、問診の進め方、生活史の聴き取り、精神療法の基本から治癒の機転までがきわめて具体的に丁寧に記述されている。青木先生の診察に陪席させていただいているような気分に浸れる。ここまでが本書の総論といってよいだろう。細部を子細に見つめながら、広い視野で相手の生活を想像していく。そこここに、日々の豊富な臨床から導き出された経験知が語られる。読みながら己の臨床経験と重なる瞬間、自分の臨床を恥じ、あるいは勇気づけられ、新たな発見も得る。

面接には適切な対応が求められる。青木先生は、長く待たせてしまう患者にきちんと謝り、相手に顔と身体を向けて話をし、自分の言葉が相手に正しく伝わっているかを常に配慮し、最後に一礼し終えるという。その心構えをもち、問診を始める。「症状をていねいに尋ねることは、患者の苦しみを理解することに繋がる」「初診時に患者は重要なことを語っているが、診察医はそれに気づいていないことが多々ある」など、至極当然のことではあるが容易ではない。すかさず「初心者の気持ちをもちながら、ベテランになるのが課題」と指摘し、治療機転で患者が、自らの足で歩む覚悟として「いかに安全に治療者に失望」するかを述べ、総論を終える。土居健郎先生は「どのような精神療法にも支持的な面と探索的な面」があると述べている（「治療学序論」『異常心理学講座Ⅸ』みすず書房、一九八九年）。この七つの章からなる総論には、探索的な面接と支持的な関わりを見事に融合させた精神療法の基本が詳述されている。

続いて各論として、代表的な精神障害をもつ方々への関わりが述べられる。ここには青木先生の障害観も述べられている。随所で青木先生が相手に向き合い、悩み、関わった姿をみる。そこには、時に力強く、時に頼りなげに見えながらも、常に相手とともに生きている共同存在性としての青木先生の姿がある。スーパービジョンについて述べた第一八章で、この共同存在性は、医者患者関係から治療・支援者同士の関係へと広がる。終章では、治療者としての自己内省が語られ、治療・援助の考え方がまとめられている。最後に青木先生は「臨床は『地道に、粘りながら、ていねいに』が基本」と記した。思わず一礼した。

若手からベテランの治療者、支援者、関係者にぜひ読んでいただきたい。慎み深く、誠意に溢れた青木省三先生による、渾身の臨床の書である。

（『こころの科学』一七八号、一一七頁、二〇一四年一一月）

青木省三（あおき　しょうぞう）

1952年　広島市生まれ。
1977年　岡山大学医学部卒業。
1993年　岡山大学神経精神医学教室助教授。
1997年　川崎医科大学精神科学教室教授。
著　書　『精神科臨床ノート』『精神科治療の進め方』『思春期 こころのいる場所』（以上、日本評論社）、『ぼくらの中の発達障害』（ちくまプリマー新書）、『新訂増補思春期の心の臨床』（金剛出版）ほか、編著書多数。

●精神科外来シリーズ

僕《ぼく》のこころを病名《びょうめい》で呼《よ》ばないで

2016年9月25日　第1版第1刷発行

著　者――青木省三
発行者――串崎　浩
発行所――株式会社 日本評論社
〒170-8474 東京都豊島区南大塚3-12-4
電話 03-3987-8621(販売) -8598(編集)
印刷所――港北出版印刷株式会社
製本所――株式会社難波製本
装　幀――駒井佑二
検印省略
ISBN978-4-535-98440-0　Printed in Japan